五 运 六 气
中医运气理论与运用

（彩色图示版）

陈远国　著

北京科学技术出版社

图书在版编目（CIP）数据

五运六气：中医运气理论与运用 / 陈远国著 . —北京：北京科学技术出版社，
2019.6（2025.2重印）

ISBN 978-7-5714-0092-7

Ⅰ . ①五… Ⅱ . ①陈… Ⅲ . ①运：（中医）—研究 Ⅳ . ① R226

中国版本图书馆 CIP 数据核字（2019）第 018966 号

策划编辑：刘　立
责任编辑：张　洁　周　珊
责任校对：贾　荣
责任印制：李　茗
封面设计：源画设计
出 版 人：曾庆宇
出版发行：北京科学技术出版社
社　　址：北京西直门南大街 16 号
邮政编码：100035
电　　话：0086-10-66135495（总编室）
　　　　　0086-10-66113227（发行部）
网　　址：www.bkydw.cn
印　　刷：北京宝隆世纪印刷有限公司
开　　本：710mm×1000mm　1/16
字　　数：223 千字
印　　张：13.50
版　　次：2019 年 6 月第 1 版
印　　次：2025 年 2 月第 4 次印刷
ISBN 978-7-5714-0092-7

定　　价：98.00 元

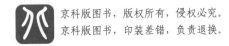

前　言

　　中医根源于中国传统文化，在几千年的历史进程中，随着中国传统文化的起伏而起伏。中医学为百姓解除疾病痛苦、保障身心健康做出了不可磨灭的贡献。如今，随着中国传统文化的伟大复兴，中医也必将迎来兴盛之机。五运六气是中医系统理论的精髓，越来越得到中医师甚至其他学科人士的关注。现今，国内外已掀起研究五运六气的热潮，因为通过实践证明，五运六气之天地气化规律正是主导气候变化与疾病发生发展的极为重要的因素，运用五运六气解读气候变化均可应验，指导疾病的诊断和治疗也都卓有成效。若不识五运六气，就不能宏观地掌握中医的系统理论体系，对于认识疾病的发生发展的规律、准确地诊断疾病、有效地治疗疾病都会有极大影响。正如金元四大家之一张子和所说："不通五运六气，检尽方书何济？"

　　对天地人万物化生的认知是中国传统文化的核心内容，而五运六气正是由天地化生而产生的气化系统，对人与万物具有极大的影响。故深入理解中国传统文化中对天地人万物的认知，对深入理解中医、理解五运六气是极为必要的。

　　笔者在研习五运六气之初，是根据《黄帝内经》（以下简称《内经》）中的运气篇章进行的。《内经》中的运气内容多晦涩难懂，故笔者结合现代运气学资料进行研读，但发现现代运气学资料有很多内容与《内经》中运气内容不能有机统一，很多疑惑难以解释，遂回归经典，根据《内经》运气篇章，以及《玄珠密语》与《天元玉册》进行研读，如此才逐渐梳理清楚五运六气理论体系，才解决了此前研读中的诸多疑惑。笔者运用梳理出的五运六气理论体系，在多年的实践中观察五运六气对气候与疾病变化的影响，均得到了验证；运用五运六气理论指导疾病的诊断与治疗，也取得了良好的效果。

　　为传承和弘扬中医精粹，笔者将上述研习、运用五运六气的心得体会整理成书，

1

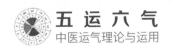

定名为《五运六气：中医运气理论与运用》。

在编排结构上，本书首先介绍了五运六气的基本理论，对五运六气各层次气化进行了系统阐述，对运气学研究中的诸多疑惑进行了解释，然后系统介绍了如何运用五运六气诊断与指导疾病治疗。旨在使读者通过阅读本书，了解五运六气，并系统掌握五运六气理论，基本学会运用五运六气诊断、治疗疾病，以提高诊断疾病的准确率、速度及治疗有效率。

由于五运六气涉及的内容极为繁复庞杂，故本书没有在此展开论述，如运气各层次导致的复杂疾病、运用运气判定六十年中每一时段出生的人的先天体质、判定每种体质的人将来在什么年份什么时段易发什么疾病、指导优生优育、指导治未病确保每种体质的人将来要发作的严重疾病不发作或减轻发作症状、指导外调松筋以调治疾病、指导组方用药、解读各种气候变化等。以上均需以后专书论述。

古圣先贤慈悲护世，中医才得以流传于世，无有断绝，几千年来中华子孙皆受其荫护。借本书以表达对古圣先贤的崇敬与追思！

由于学力有限，本书尚有诸多不完善之处，殷切期望中医同道不吝补阙斧正！

陈远国

2019 年 3 月

目　录

第一章　中医基础理论体系

五运六气是研究天地阴阳五行的气化规律，及其对气象、万物，尤其是对人和动物的正常生理功能与疾病影响的一门学问，是中医理论体系中极为重要的内容，也可以说是其核心内容。毫不夸张地说，如果不明了五运六气，就不能完整掌握中医理论体系，学习和运用中医就会有非常多的疑惑和困扰。

研习五运六气，需依据《黄帝内经·素问》中"天元纪大论篇第六十六""五运行大论篇第六十七""六微旨大论篇第六十八""气交变大论篇第六十九""五常政大论篇第七十""六元正纪大论篇第七十一""至真要大论篇第七十四"运气七篇，"刺法论篇第七十二""本病论篇第七十三"遗篇两篇，"六节藏象论篇第九"一篇，以及《玄珠密语》和《天元玉册》两本书。《玄珠密语》和《天元玉册》是对《内经》中五运六气内容的解释和补充。

依据《内经》《玄珠密语》和《天元玉册》研习五运六气，发现极少会出现超出五运六气既定规律的气候和疾病变化。本书依据《内经》中运气十篇、《玄珠密语》和《天元玉册》讲解五运六气，希望读者通过阅读本书，真正深入理解《内经》《玄珠密语》和《天元玉册》里五运六气变化规律，在实践中去观察验证。

虽然本书着重介绍五运六气，但需对中医基本理论体系有大概了解，如此才有利于理解和运用五运六气。

一、万物的化生与消亡

中医首要研究万物的化生与消亡，研究万物是怎么化生出来的，是依照怎样的化生规律衍化的，又是依照怎样的规律消亡的。万物化生及其消亡规律清楚了，才能明白人是如何生病的，才能清晰了解需要怎样治病，也会清楚如何做到不生病。

《玄珠密语·卷之十六·生禀化源纪篇》《天元玉册·卷之十五》中介绍了万物化生规律。见下文。

《玄珠密语·卷之十六·生禀化源纪篇》：

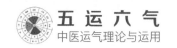
且夫，有物混成，自元始虚无，一气凝然，太初妙道之始，从无入有，天地未形之时，太初结而成太极，太极判而生天地，即以清气上升为天，浊气降下为地。

《天元玉册·卷之十五》：

自虚无而生太极，一也。太极生天地，二也。天地生五行，三也。三生万物，皆自五行。

（一）无极生太极

宇宙在化生之初，没有任何成形的物质，是处于"虚无"的状态，但"虚无"不是没有东西，我们姑且认为"虚无"是处在有能量的状态。"虚无"无边无际，故也称为"无极"。"虚无"无边无际，能量也无边无际。能量产生波动，形成最初的气。对于能量为什么产生波动，这涉及非常深入的"心物一元"的内容，论证繁复而困难，已非单纯中医知识所能证明，关于这点本书不再深入探讨。这种最初的波动之气可以称之为"太极"，太是指最初，即"无极生太极"。图示如下。

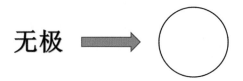

"太极"状态的气可以称之为"元初一气"，简称"元气"，或称"太一""太乙"。称"太一"表示其为最初产生的气，称"太乙"是用"乙"形象表示气的螺旋式运动。

（二）太极生两仪

"元气"没有阴阳之分。"元气"继续运动衍化化生出"阳气"和"阴气"，即"太极生两仪"。图示如下。

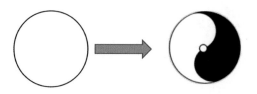

右图白色部分表示阳气（即阳仪），黑色部分表示阴气（即阴仪），中央的小圆表示化生阴气阳气的元气。此图一般被称为太极图，其实称它为太极图并不太合适，因此图已表示阴阳两仪化生，故称"太极两仪图"更合适。

一般太极两仪图标识元气的中央的小圆没有画出，虽没有画出，但太极两仪图隐含了元气在里面。

元气化生之阴气阳气，常用爻来表示。——为阳爻，表示阳气；— —为阴爻，表示阴气。用阴阳爻表示太极生两仪，图示如下。

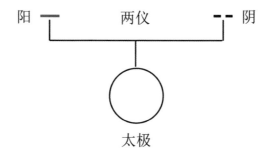

（三）两仪生四象

阳气、阴气继续运动，化生出"阳中之阳、阳中之阴"，"阴中之阳、阴中之阴"，即"两仪生四象"。图示如下。

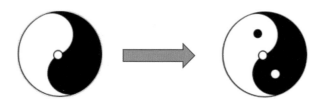

阳气再分阴阳，阳中之阳为太阳，阳中之阴为少阴；阴气再分阴阳，阴中之阳为少阳，阴中之阴为太阴。用阴阳爻表示两仪生四象，如下图。

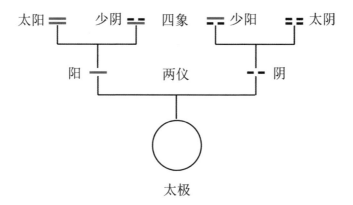

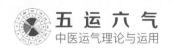

（四）四象生八卦

四象之阴阳气再次化生阴阳，则为"四象生八卦"，见下图。

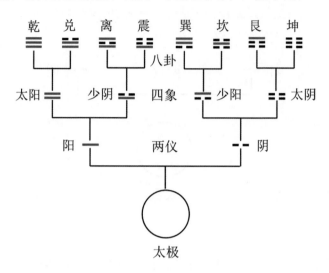

阴阳气的化生顺序，若用圆图表示，即为先天八卦，见下图。

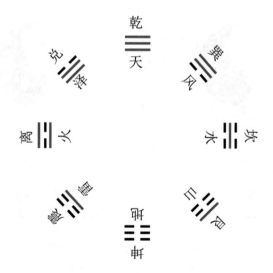

先天八卦即表示天地间阴阳气化生规律。

卦象需从内往外看，表征万物的变化是从内而外发生的。

先天八卦方位：乾南、坤北、离东、坎西、兑东南、巽西南、震东北、艮西北。

先天八卦、后天八卦、五行方位图、河图、洛书、二十八星宿等图示方向均为上南、下北、左东、右西，这与现代地图方向定位不同，需注意区分。

八卦形成后，代表自然现象为：乾为天、坤为地、离为火、坎为水、兑为泽、巽为风、震为雷、艮为山。

八卦记忆口诀：乾三连、坤六断、离中虚、坎中满、兑上缺、巽下断、震仰盂、艮覆碗。

八卦若再分三次阴阳，则有六十四卦。《易经》则用六十四卦表征万物万象之变化。六十四卦本书不再画出，读者可通过研究《易经》熟悉八卦如何演变六十四卦。

元气化生阴阳，阴阳分四象，四象分八卦，八卦分六十四卦，这是阴阳气化生规律，万物即依此规律化生。阴阳气又化生出五行气，五行气又分阴阳，也会按照阴阳分四象、四象分八卦、八卦分六十四卦之规律化生万物。

（五）阴阳生五行

阴气、阳气化生出后，阴气、阳气相互和合而化生出五行气即木气、火气、土气、金气、水气，如清代李光地等纂修《御纂性理精义·卷一》所述："阴变阳合而生水、火、木、金、土。"图示如下。

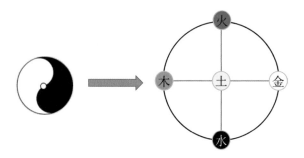

水为阴中之阴，但含有至阳，即水中深藏一缕阳气，水中之至阳是被阴气闭藏在内的，故水之外在体现为阴盛的特性，故水性寒。火为阳中之阳，但含有至阴，即深藏一缕阴气，火中之至阴是被阳气闭藏在内的，故火之外在体现为阳盛的特性，故火性热。木为阴中之阳，木之阴中之阳是处于开启状态的，量比水中之至阳要多，故木之外在体现为温，为阳升，阴为体阳为用，阳为用阴从之。金为阳中之阴，金之阳中之阴是处于开启状态的，量比火中之至阴要多，故金之外在体现为凉，为阴降，阳为体阴为用，阴为用阳从之。土阴阳参半，不寒不热，性平。

五行气一旦形成后，与元气、阴阳气都共同存在于整个宇宙空间内，不是阴

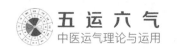

阳气化生出后，元气就没有了，也不是五行气化生出后，阴阳气就没有了，而是元气、阴阳气、五行气共同存在。

元气、阴阳气、五行气是实实在在存在的气。阴阳后来也代指事物相对的两面，具有哲学分类意义，与表征阴阳气时不同，注意区分。

（六）阴阳气、五行气相互交融而平衡

阴阳气形成后，相互之间也不是完全独立和排斥的，而是相互交融，又有相对独立的部分和范围。五行气之间也同样不是完全独立和排斥的，五行气之间也是相互交融，又有相对独立的部分和范围。

阴阳气一旦形成，两者的力量是对等的，阴能生阳也能克阳，阳能生阴也能克阴，阴阳生克间维持相应平衡。同理，五行气一旦形成，五者的力量也是对等的。五行有相生，木生火，火生土，土生金，金生水，水生木；也有相克，木克土，土克水，水克火，火克金，金克木；又有生变为克、克中有生以及乘侮变化等，总不脱生克变化。五行气也是在生克间维持相应的平衡。

元气化生阴阳气、阴阳气化生五行气。阴阳气、五行气化生后，力量和化生自身的力量均是对等的。不能说元气化生出阴阳气，阴阳气就比元气低级；也不能说阴阳气化生五行气，五行气就比阴阳气低级。被化生者与化生者是平等的。比如父母生了子女，子女虽然在辈分上矮了一辈，但不能说子女就比父母低级。故不能用阴阳气变化及功能来完全涵盖五行气的变化及功能，也不能用元气的变化与功能来完全涵盖阴阳气的变化与功能。这些问题点辨析清楚对学习中医、理解疾病、判定疾病帮助非常大。

（七）物质的生成与衰败

五行气可再分阴阳，为阳木气、阴木气、阳火气、阴火气、阳土气、阴土气、阳金气、阴金气、阳水气、阴水气。

阴阳气、五行气化生出后，其中的阴气部分在阳气的参与下聚合形成最初的物，占据一定空间的具有物质性质的物，可以称之为基本粒子。再由阴气形成的基本粒子继续在阳气的参与下不断聚合成各种不同的物质粒子。

阳气（含五行气阳气部分）布化所形成的不同的气态形体（非物质气态形态），可以称为气场。阴气（含五行气阴气部分）聚合成的各种物质粒子不断充布进阳

气布化的气场中，从而形成各种不同的物质。即"阳化气，阴成形"。例如，如果在一个磁铁周围震动铁屑，铁屑即会按磁铁磁场的分布而排布。

所有我们可见的动物、植物、人等均是物质充布在特定形态的气场中生成的。比如，如果我们身体某一部位由于机械性损伤少了一块肉，但由于那个部位的气场并没有根本性变化，虽然少了肉，气场还在，我们身体的物质按照原来气场的规范再次充布进去，故能恢复得完好如初。

阴阳气、五行气是相互交融的，交融的结果是气化场的形态复杂多样，从而形成的有形物质也是复杂多样的，即是五行生万物。

自然状态下物质的衰败，也是阳气布化的气场开始衰败，而后物质随之衰败。自然状态下气在物先，气化主导物化。

（八）气化决定形化

物质形成和衰败如此，自然界的植物、动物的生长和衰败也是如此。气化决定、主导物化，气化先于形体布化，形体随气化变化而变化。气生而形生，气败而形败。

也就是说，动、植物等在有形的形体内，有一个气态生命场（如果严格细致研究，有多重气态生命场，姑且称之为一个），有形形体的变化取决于背后那个气态生命场的变化。

中医研究的核心即是物质形体背后的气化场。通过砭、针、灸、药调整人体的气化场，使人体的元气、阴阳气、五行气达到正常平衡且顺畅运行的运动状态，使物质形体随之变化到正常状态，从而治愈各类复杂的疾病。当然，中医里也包含直接对物质形体治疗的内容，但主要针对的是气化层次。

宇宙万物都是由虚无、元气、阴阳气、五行气和合而成的，元气、阴阳气、五行气自然会对万物产生决定性的影响。

万物由元气、阴阳气、五行气和合而成，容易理解；万物也有虚无，较难理解。一是所有物质粒子本质上是虚无的。正如现代科技对物质基本粒子进行轰击，最后得不到任何物质性实体，是处于"虚无"状态。二是后天万物化生，中央部位必有空的地方。例如植物根、干、枝等都是空心的。正是有空、有无，才可以发生万有。有无是相通的，在本源上是相同的，在相上的表现形式是不同的。

从上述可知，所有有形的物体都是在气形成以后化生的，包括所有的星体，如日、月、五星、地球等，均是气聚合而成的。如《素问·天元纪大论篇第六十六》中讲："太虚廖廓，肇基化元，万物资始，五运终天，布气真灵，总统坤元，九星悬朗，七曜周旋。"整个宇宙空间中都弥漫着各种气，在宇宙空间中某些地方气聚集则产生星体。从这个形成过程可以知道，气在形先。先有气化规律规范，而后有星体产生。星体产生后则需要在气化场的规范内运行，气化场发生变化，星体的运行也会发生变化。

宇宙空间中地球以外运行的五运六气是气化层次的，是在星体之先形成的，而不是星体形成之后产生的。地球上的五运六气也是气化层次的，也是乾坤开辟时同地球一起形成的，并不是木、火、土、金、水五星或者日月等对地球的影响形成的。

物质是由虚无、元气、阴阳气、五行气形成的。物质形成后不会永存，经历成、住，必定坏、空，再散开为五行气、阴阳气，回归元气，进而回归"虚无"的能量状态，而后再发生聚合变化。正如唐末五代谭峭《化书·道化》中讲："道之委也，虚化神，神化气，气化形，形生而万物所以塞也。道之用也，形化气，气化神，神化虚，虚明而万物所以通也。"

这个由虚无到气到物质、由物质再到气到虚无的过程，在整个宇宙空间中都是不间断地发生的，在人体上也是如此，所以我们人会有生、长、壮、老、死。

二、人为天地合气所化生

人身为父母所生，如《灵枢·天年第五十四》中讲："以母为基，以父为楯"；为天地阴阳五行之所成，如《素问·宝命全形论篇第二十五》中讲："人以天地之气生，四时之法成。夫人生于地，悬命于天；天地合气，命之曰人"。

人为天地阴阳五行之所成，自然人体气化受天地气化之影响，如《外经微言·天人一气篇》中讲："天有转移，人气随天而转移。"《外经微言·地气合人篇》中讲："三才并立，天气即合于地气，地气即合于人气。"而《灵枢·经水第十二》也讲："人之所以参天地而应阴阳也。……人与天地相参也。"

三、疾病产生的原因

天气阴阳五行气化如同一个大的气化炉，万物无不在这个气化炉内运动，天地阴阳五行气化产生大的变化，在这个大气化炉内的万物无不受其影响。正如《素问·四气调神大论篇第二》中所说："夫四时阴阳者，万物之根本也。所以圣人春夏养阳，秋冬养阴，以从其根；故与万物沉浮于生长之门。"自然界中的植物随一年春夏秋冬阴阳五行气之变化而发芽、繁茂、叶黄枯落，比较容易观察得到，我们人体也同植物一样，无时不受天地阴阳五行气化之影响，只是人不大容易察觉到。

故天地阴阳五行气化产生变化，会引发人体内阴阳五行气的变化而导致各类疾病。如《素问·至真要大论篇第七十四》中讲："夫百病之生也，皆生于风寒暑湿燥火，以之化之变也。"风、寒、暑、湿、燥、火，为五行之标象。天地阴阳五行气化产生变化，引发人体内阴阳五行的不平衡，从而导致各类疾病发生。

那么在同样的天地气化条件下，为什么人有病有不病呢？

是由于除了天地气化影响人体的阴阳五行平衡外，人体还存在自身的神机系统。如《素问·五常政大论篇第七十》中讲："岐伯曰：根于中者，命曰神机，神去则机息；根于外者，命曰气立，气止则化绝。"

"根于外者，命曰气立"，气立是指自然界天地阴阳五行气化。自然界的植物只有根于外的部分，故随时受天地气化调控，而人体除了受根于外之"气立"的影响，还受根于内之"神机"的调控。

若是天地阴阳五行气化失常，人体藏腑经络受其扰动而出现不平衡、不通畅，即气立系统影响了人体神机系统，人体即会产生疾病；但若人体神机系统足够健康，天地气化失常，而人体能自行正令，自然不会生病。如《外经微言·天人一气篇》中讲："人气不随天气而变，此正人守其常也。……斯人也必平日固守元阳，未丧其真阴者也。阴阳不调，随天气之变动。彼自行其阴阳之正令，故能不变耳。"正是讲人体元阳、真阴充实，人体神机系统健康，天地有异常变动，人体也能自行其令而不病。

如上所述，人体气化受两方面影响，一为神机系统，二为气立系统。如下图所示。

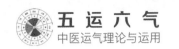
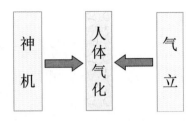

人体气化在内受神机系统调控，在外受天地气立系统影响，人体的神机系统又随时受天地气立系统的影响，所以人维持健康或发生疾病均离不开这两个系统的综合作用。

故研究人体的生理健康与疾病变化需要研究神机与气立两个系统以及气立系统对人体神机系统的影响。

神机系统包括：人体五藏所藏"神、魂、魄、意、志"的神系统运行规律，人体先天禀赋，五藏六腑气化规律，经脉气化规律，人体生命节律以及情志情绪等。

气立系统包括：天地一日之阴阳五行，一月之阴阳五行，一年之阴阳五行，五运六气之五年、六年、十年、十二年、三十年、六十年气化规律，以及居处风水、工作环境等。

另有嗜好、劳倦、饮食不节、错误或过度医疗等，虽不属于气立与神机，但这几点也均会影响人体神机系统从而导致人体生病。

五运六气正是气立系统中天地阴阳五行最大层面的气化规律，对人体的神机系统产生非常巨大的影响，甚至决定人的先天体质以及后天发生的疾病类型和发病时段。所以金元四大家之一的张子和说："不通五运六气，检尽方书何济？"

本书着重介绍天地间最大层面的阴阳五行气化规律——五运六气，神机系统则另专书介绍。

四、疾病治疗的原则

人体为虚无、元气、阴阳气、五行气和合而成，当人体的元气、阴阳气、五行气处于通畅而调和的状态，人体生理功能即会正常运转，人体就会健康；如若人体元气、阴阳气、五行气运行不畅且不平衡，人体必然生病。可以说，人体所有的疾病均是元气、阴阳气、五行气不平衡或运行不畅导致的。虽然情志等因素不是阴阳气、五行气，但却是造成人体元气、阴阳气、五行气失衡和运行不畅的成因。

那么，治疗各类疾病，均是以调整人体元气、阴阳气、五行气的通畅及平衡为原则，正如《素问·至真要大论篇第七十四》中讲："谨察阴阳所在而调之，以平为期。"

而调整人体元气、阴阳气、五行气使之平衡而通畅，中医有情志调节、砭、针、灸、药、导引按摩、食物补养等方法。无论哪种方法，均是以调整人体元气、阴阳气、五行气使之平衡而通畅为根本目的。

药物得天地阴阳五行气之偏，以补调人体阴阳五行气之偏，使之复正，这即是中药治病的根本原理。

第二章　五运六气产生原理

　　五运六气为"五运"与"六气"的合称。五运六气有不同层次,五运包括中运、五方运、四季五运;六气包括司天、司天左右二间气、在泉、在泉左右二间气、主气、客气。了解这些不同层次的气化是如何形成的,就容易深入理解五运六气的整体变化规律、五运六气对气候对疾病的影响规律。下面介绍五运六气各层次气化的产生。

一、天气地气化生

　　《玄珠密语·卷之十六·生禀化源纪篇》:

　　且夫,有物混成,自元始虚无,一气凝然,太初妙道之始,从无入有,天地未形之时,太初结而成太极,太极判而生天地,即以清气上升为天,浊气降下为地。

　　在宇宙化生之初,由无极生太极一气,太极一气清升浊降而生天地,清升为乾元之气,浊降为坤元之气。乾元升上形成天气,坤元降下形成地气。自此,天气地气形成,天气在上,地气在下。见右图示意。

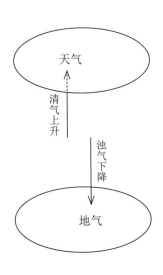

二、地球五行化生

　　浊气下降为地,地气中重浊部分凝聚成地球,地气中清轻部分以气化态存在。地球生成后,地球上五行气逐渐化生。《玄珠密语·卷之十六·生禀化源纪篇》中详细描述了地球形成后五行化生的过程,见下文。

　　《玄珠密语·卷之十六·生禀化源纪篇》:

地始开辟，中有子，号五行，即与五星一类六气一宗也。

即地生渊源为水，月之坎位为北，即先生水，水数故一。

次天之阳气为火，日之离位居南，故次生火，火数二。

次水脉资生乃成草木。坎位北方生于震，震生东方木。故木数三。

其次坤（此处书中没有坤字，依后文意添加）元之化生山岳，山岳之中产金玉。故坤元之位生于兑，兑生西方金。故金数四。

次四方被象，生中土，故土数五而居中央。

于是五行中以土为尊者即坤土是也，此非是火之子也，此是太初始分浊气下降为地也，即坤元也，坤元始于太初妙道，故坤土尊也。

次有火生之子者即中央土也，非坤元也。即坤与中央须分两位也。

即在地成形为五行。

如上文所述，地球形成后，由土中出水，位在北方。水虽由地阴而生，但也需天阳降于地阴中，天地阴阳和合才能生水。如北宋李觏《删定易图序论·论一》中所述："天降阳，地出阴，阴阳合而生五行。"因水阴中含阳，故用坎卦☵表示，坎卦阳处阴中。月亮阴中有阳，故应坎位。水最先生，故水之生数一。

次天之阳气生火，位于南方。火虽由天阳而生，但也需地阴升于天阳中，天地阴阳和合才能生火。因火阳中有阴，故用离卦☲表示，离卦阳中有阴。太阳阳中有阴，故应离位。火次于水而生，故火之生数二。

再次，水生木，位在东方。木为水进一步得天阳而生。水中之阳为阴所闭藏的一缕至阳，木中之阳比之水中之阳量要多，呈开启上升之势。木用震卦☳表示，震卦一阳在下，故用以表示木气阳气由下而上升。木次于火而生，故木之生数三。

浊气下降之坤元土气寄居在坤卦之位（西南位），再次由坤土而生金气，位于西方。金虽为坤元所生，但仍需坤阴合大量天阳以生。火中之阴为阳闭藏的一缕至阴，金中之阴比之火中之阴量要多，呈开启下降之势。金用兑卦☱表示，兑卦一阴在上，故用以表示金气阴气从上而下降。金次于木而生，故金之生数四。

再次，合四方之气而生中央土。土最后生，故土之生数五。但此土不是浊气下降之坤元土气，而是水、火、木、金四方生后，合四方之力而生之土，故土也为天地阴阳合气而生，土中天地阴阳平衡。

自此，地球上水、火、木、金、土五行生成，五行五方定位形成。如下图。

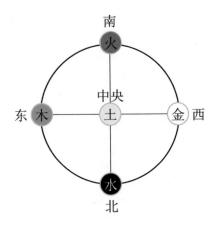

水火木金之生，皆起于坤元之土，故五行以坤土为尊。故土有两位，一位为浊气下降之坤元土，寄位在坤卦之位，在方位上应西南，一位为中央土。如下图。

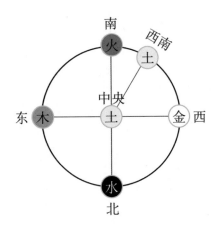

三、天干表五行

水、火、木、金、土五行气化生后，有在天、在地之分，即分为在天五行气、在地五行气。在天五行气用十天干表示：甲乙代表木，丙丁代表火，戊己代表土，庚辛代表金，壬癸代表水。

天干有十，五行有五，五行气分阴阳则有十种气，分别用十天干表示，甲表阳木，乙表阴木，丙表阳火，丁表阴火，戊表阳土，己表阴土，庚表阳金，辛表阴金，壬表阳水，癸表阴水。

上述表达，甲表阳木、乙表阴木等是表示五行气是本，十天干是表征记录五行气的符号。若表达为甲为阳木、乙为阴木等，容易被理解成甲、乙是实质性的东西，属性是阳木、阴木了。而实际干为干扰意，天干即天之干扰，用中国传统文化用语解释为"感应"，交感通应。十天干表示在天五行气在天地间的交感通应作用，所以称为天干。虽然天干表示在天五行气，但天气下降，气流于地，故天干表示五行气在天地间的交感通应作用。

五行有方位，十天干既表五行气，也表方位。

十天干五行方位如下图。

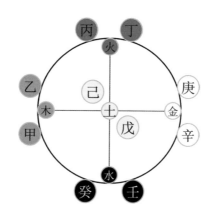

四、四季五运形成

五行既生，方位既定，天五行气与地五行气相合而生四季五运。四季五运形成了地球一年四季大的层次气化。由四季五运而生五味、五音、五色、四象。这是理解后续五运六气各层次气化应必备基础知识，故需详细了解。

《玄珠密语·卷之十六·生禀化源纪篇》：

天生生气，地生春，地生酸时天生角，木运流行乃生青，青龙之象配于东方。

天生长气，地生夏，地生苦时天生徵，火运流行乃生赤，朱雀之象配于南方。

天生化气，地生长夏，地生甘时天生宫，土运流行乃生黄，贵神之象配中坤。

天生收气，地生秋，地生辛时天生商，金运流行乃生白，白虎之象配于西方。

天生藏气，地生冬，地生咸时天生羽，水运流行乃生黑，玄武之象配于北方。

天地合气生四季春夏秋冬，加长夏则为五季。如下图。

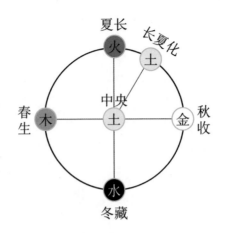

由此可知，四季是天气、地气合化之所产生，并非完全是地球围绕太阳运动，太阳直射点在南北回归线之间来回运动产生的。

如果四季完全是太阳直射点在南北回归线之间来回运动产生，那么随着太阳直射点的不断移动，气温应当逐渐上升或逐渐下降，而不会是在很长的一段时间内基本维持不变。如果四季完全是太阳直射点在南北回归线之间来回运动产生的，秋分时太阳直射点从北回归线向南回归线移动到赤道，太阳直射点在北半球照射的时间更长，北半球接受的太阳热量更多，而春分时太阳直射点由南回归线向北回归线移动到赤道，在南半球直射时间更长，北半球接受的太阳热量相对要少，那么秋分时应该比春分时要热很多，春分时应该比秋分时要寒很多。但实际上一般年份中，秋分比之春分寒意明显，而春分比之秋分暖意明显。由此可见，四季并不完全是太阳直射点在南北回归线之间来回运动产生的。四季是天气地气之五行气递相旺盛产生的，太阳直射点在南北回归线之间来回运动也合于天地五行气递相旺盛形成的四季变化。

四季以四立起始。春季以立春起始，代表天地之木气立起来了；夏季以立夏起始，代表天地之火气立起来了；秋季以立秋起始，代表天地之金气立起来了；冬季以立冬起始，代表天地之水气立起来了。

一年四季，一季三个月，每一季依月份顺序分为孟、仲、季月，四季共十二个月。

正月、二月、三月为春三月，正月为孟春，二月为仲春，三月为季春。

四月、五月、六月为夏三月，四月为孟夏，五月为仲夏，六月为季夏。

七月、八月、九月为秋三月，七月为孟秋，八月为仲秋，九月为季秋。

十月、十一月、十二为冬三月，十月为孟冬，十一月为仲冬，十二月为季冬。

长夏为季夏，即六月小暑、大暑两个节气。

这一年四季十二个月，即为判断后续五运六气各层次气化的时间节点，均需熟知。

四季合长夏称五运：木运、火运、土运、金运、水运，可称为四季五运。见下图。

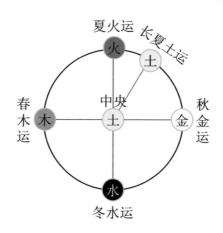

四季五运之长夏土运为"浊气下降为地"的坤元寄位在坤卦位所主，不是火生之土所主。

四季五运生五味。见下图。

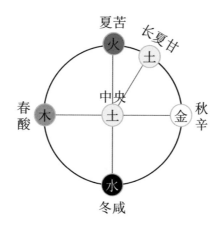

五味是由五行气所化生的。木气生酸，火气生苦，土气生甘，金气生辛，水气生咸。食物、药物酸味为木气之所生，苦味则为火气之所生，甘味则为土气之所生，咸味则为水气之所生。依据食物、药物的五味，则能知食物、药物的偏性，以食物、药物的五味之偏可补五味所入藏腑的五行之偏。

四季五运生五音。见下图。

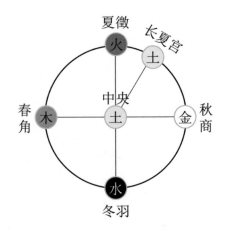

五音也是由五行气所化生的。木气生角，火气生徵，土气生宫，金气生商，水气生羽。古时以琴音可知天地间五行气之盛衰变化。如金气盛，金克木，木气衰弱，则角音失调；火气盛，火克金，金气衰弱，则商音失调；水气盛，水克火，火气衰弱，则徵音失调；土气盛，土克水，水气衰弱，则羽音失调；木气盛，木克土，土气衰弱，则宫音失调。

四季五运生五色。见下图。

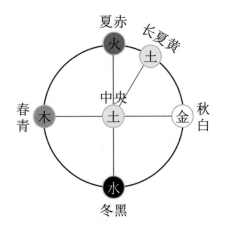

五色也是由五行气所化生的。木气生青色，火气生赤色，土气生黄色，金气生白色，水气生黑色。对应于人体，则肝胆藏腑经络为青色、心小肠心包三焦藏腑经络为赤色、脾胃藏腑经络为黄色、肺大肠藏腑经络为白色、肾膀胱藏腑经络为黑色。

上述天地运行五气之色，藏腑经络之色，我们平常人虽没有能力望见，但食物、药物之五色可见。食物、药物青色则为木气之所生，赤色则为火气之所生，黄色则为土气之所生，白色则为金气之所生，黑色则为水气之所生。依据食物、药物的五色，则能知食物、药物的偏性，以食物、药物的五色之偏可补五色所入藏腑的五行之偏。

四季配四象（合贵神为五象）应五方。见下图。

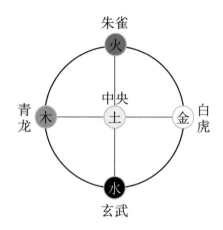

五象也为五行气所化生。木气生青龙之象，应在东方，二十八星宿东方七宿的气化成象为青龙，人体肝藏气化成象为青龙，东方为木气所盛之地；金气生白虎之象，应在西方，二十八星宿西方七宿的气化成象为白虎，人体肺藏气化成象为白虎，西方为金气所盛之地；火气生朱雀之象，应在南方，二十八星宿南方七宿的气化成象为朱雀，人体心藏气化成象为朱雀，南方为火气所盛之地；水气生玄武之象，应在北方，二十八星宿北方七宿的气化成象为玄武，人体肾藏气化成象为玄武，北方为水气所盛之地；土气应中央，中央为土气所盛之地。

东方青龙、西方白虎、南方朱雀、北方玄武之四象与少阴、太阴、少阳、太阳虽同为四象，但代表内涵不同，注意不同语境下的区别运用。

五、五行生成数及河图

（一）五行生成数

五行以化生先后顺序而定生数，五行化生有生数，也有成数。如《尚书大传·五行传》讲："天一生水，地二生火，天三生木，地四生金。地六成水，天七成火，地八成木，天九成金，天五生土。"

水生数一，成数六；火生数二，成数七；木生数三，成数八；金生数四，成数九；土无成数。五行成数是如何来的？见下文所述。

《天元玉册·卷之七·求五运始见，首基化源法》：

所谓成数，即四方皆附土而加五。

如水一附土加五成六也。水居北方亥子之位，得六十日水化，附于季冬丑土一十二日，共旺七十二日，即丑土正旺十八日，共冬三月。故得土数五，使成六也。

火二附土加五成七也。火居南方巳午之位，得六十日火化，附于季夏未土一十二日，共旺七十二日，即未土正旺十八日，共夏三月。故得土数五合成七也。

木三附土加五成八也。木居东方寅卯之位，得六十日木化，附于季春辰土一十二日，共旺七十二日，即辰土正旺十八日，共春三月。故得土数五合成八也。

金四附土加五成九也。金居西方申酉之位，得六十日金化，附于季秋戌土一十二日，共旺七十二日，即戌土正旺十八日，共冬三月。故得土数五合成九也。

五行成数：水成数六、火成数七、木成数八、金成数九，是由水、火、木、金之生数加土生数五而来，土无成数。

河图

五行生成数用图表示即为历史上非常有名的河图，如右图所示。

河图即是表示五行生成顺序的。五行生成顺序，也是万物化生的顺序，故河图即是表示万物化生顺序的。五行以化生顺序而定生数，木、火、金、水以加土五而定成数。故木、火、金、水皆由土（坤土）而生，由土而成，对应人体，脾胃居中土，而生肝、心、肺、肾之气，为藏腑化生之大源。

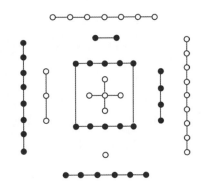

（二）土无成数

土有生数，为什么没有成数呢？见《天元玉册·卷之十五》所述。

《天元玉册·卷之十五》：

土不成者，附于道也。故成土十也。即道生一、一生二、二生三，三生万物也。自虚无而生太极一也；太极生天地，二也；天地生五行，三也；三生万物，皆自五行。

土成数本为十，但土的力量附于道生一、一生二、二生三，三生万物了，送于水、火、木、金了，所以土无成数。

五行土旺中央，力送四方水、火、金、木，土在每一季最后十八天旺盛，四维皆有土。

六、地支表五行

在天五行气用天干表示，在地五行气用地支表示。北水南火东木西金分阴阳，用八地支表示，土处中央，力散四方，四维皆有土，用四地支表示四维土，故地支有十二以表在地五行气。用十二地支表示五行：寅卯表木、巳午表火、申酉表金、亥子表水、丑辰未戌表四维土。

支为"支持"意，地支即"地之支持"。用中国传统文化用语解释为"感应"，交感通应。十二地支表示在地五行气在天地间的交感通应作用，故称地支。虽然地支表示在地五行气，但地气上升，气腾于天，故地支也表示五行气在天地间的交感通应作用。

十二地支既表示五行气，也表示五行方位。见下图。

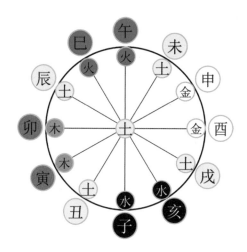

十二地支既表示五行方位，也表示一年十二个月。

《灵枢·阴阳系日月第四十一》：

寅者，正月之生阳也，……；未者，六月，……；卯者，二月，……；午者，五月……；辰者，三月，……；巳者，四月，……；申者，七月之生阴也，……；丑者，十二月，……；酉者，八月，……；子者，十一月，……；戌者，九月，……；亥者，十月，……

寅表正月，卯表二月，辰表三月，寅卯表木，辰表土，寅卯辰为春三月；巳表四月，午表五月，未表六月，巳午表火，未表土，巳午未为夏三月；申表七月，酉表八月，戌表九月，申酉表金，戌表土，申酉戌为秋三月；亥表十月，子表十一月，丑表十二月，亥子表水，丑表土，亥子丑为冬三月。

虽辰、未、戌、丑表土，但辰月最后十八天土气旺盛，前十二天木气旺盛；未月最后十八天土气旺盛，前十二天火气旺盛；戌月最后十八天土气旺盛，前十二天金气旺盛；丑月最后十八天土气旺盛，前十二天水气旺盛。

地支表十二月见下图。

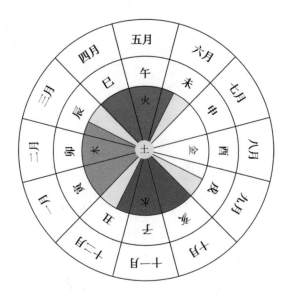

七、洛书九宫及后天八卦

五行生成后，用后天八卦表示在地之五行，用洛书九宫表示在天之五行。见下文。

《玄珠密语·卷之十六·生禀化源纪篇》：

地生坎卦，天生一宫。地生坤卦，天生二宫。地生震卦，天生三宫。地生巽卦，天生四宫。地生中土，天生五宫。地生乾卦，天生六宫。地生兑卦，天生七宫。地生艮卦，天生八宫。地生离卦，天生九宫。九宫配天，八卦画地也。

八卦画地即为后天八卦，见下图。

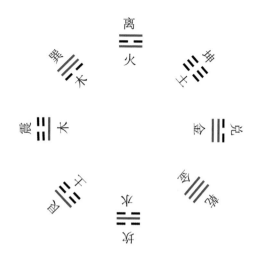

后天八卦方位:离南,坎北,震东,兑西,巽东南,艮东北,坤西南,乾西北。

后天八卦五行属性为:离为火,坎为水,震为木,兑为金,巽为木,艮为土,坤为土,乾为金。

后天八卦表示五行生成后在地之定位,不可与先天八卦表万物化生顺序混同。

九宫配天为洛书,如下图。

四	九	二
三	五	七
八	一	六

洛书表示五行生成后的在天之定位。

洛书用阴阳球的形式表示,如下图。

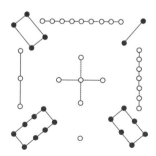

洛书方位口诀为:二四为肩,六八为足,左三右七,戴九履一,五居中央。

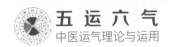
洛书配五行仍是五行正常方位，如下图。

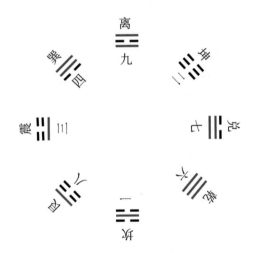

洛书是表五行生成后在天之五行宫位。水在北方一宫，火在南方九宫，木在东方三宫，金在西方七宫，土在中央五宫。不可与河图表示的意义混同。

后天八卦与洛书常相配使用以表方位。见下图。

八、干支纪年

五行生成后，用天干地支表示五行气在天地之间的交感通应作用。干支轮配纪年，称为干支纪年。

十天干处于奇数位的为阳干，甲、丙、戊、庚、壬为阳干；处于偶数位的为阴干，乙、丁、己、辛、癸为阴干。

十二地支处于奇数位的为阳支，子、寅、辰、午、申、戌为阳支；处于偶数位的为阴支，丑、卯、巳、未、酉、亥为阴支。

天干地支轮配纪年，天干第一位与地支第一位相配为甲子年，天干第二位与地支第二位相配为乙丑年，往后依次类推。由于天干有十、地支有十二，天干一轮配完，地支仍余两位，继续与十天干轮配，如此轮配，共六十年一个完整循环。而后再从甲子年开始。故六十年为一甲子。此甲子不是表示甲子年，而是干支纪年。

干支纪年六十年见下图。

甲子	乙丑	丙寅	丁卯	戊辰	己巳	庚午	辛未	壬申	癸酉
甲戌	乙亥	丙子	丁丑	戊寅	己卯	庚辰	辛巳	壬午	癸未
甲申	乙酉	丙戌	丁亥	戊子	己丑	庚寅	辛卯	壬辰	癸巳
甲午	乙未	丙申	丁酉	戊戌	己亥	庚子	辛丑	壬寅	癸卯
甲辰	乙巳	丙午	丁未	戊申	己酉	庚戌	辛亥	壬子	癸丑
甲寅	乙卯	丙辰	丁巳	戊午	己未	庚申	辛酉	壬戌	癸亥

天干地支相轮配，阳干只能与阳支配、阴干只能与阴支配。六十年中，阳干甲与阳支子、寅、辰、午、申、戌相配，故有甲子、甲寅、甲辰、甲午、甲申、甲戌，六甲年；阴干乙与阴支丑、卯、巳、未、酉、亥相配有乙丑、乙卯、乙巳、乙未、乙酉、乙亥，六乙年。其他仿此，有六丙年、六丁年、六戊年、六己年、六庚年、六辛年、六壬年、六癸年。

干支轮配既可以代表年，也可以代表月，也可以代表日，也可以代表时。年、月、日、时称为四柱，年、月、日、时用干支表示有八位，称八字。

天地初分第一年以干支纪年为甲子年，以后逐年以干支顺序推移纪年，六十年为一周期，周而复始。

九、中运化生

（一）中运

中运是地球表面的一层气。中运的化生见下文。

《天元玉册·卷之七·求五运始见，首基化源法》：

自天地万物，分阴阳，辨方位，清浊既分，升降以定，运气递迁。即天气始于甲、临于子，地气始于己，临于卯。由是甲己之间，中见土运，在五运为首基之化也，作五行之化源。

在宇宙化生之初，清升浊降，形成天地之气，在天气地气之间，形成中运之气，

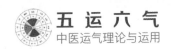

即"甲己之间，中见土运"，如下图所示。

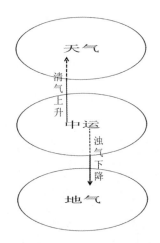

上图仅为示意图。中运与天气地气并没有完全隔开。中运在地面以上，上有天气，下有地气，中运处中，故称中运。天气下降，地气上升，中运处在天气地气的交互之中，称为气交，人和万物都处于气交之中。如下文。

《玄珠密语·卷之一·五运元通纪篇》：

夫运者，司气也，故居中位也。在天之下，地之上，当气交之内，万化之中，人物生化之间也。

天地开辟第一年甲子年，由坤元之气送出力量而化生出中运土运，而后以五行相生顺序逐年而生金、水、木、火运，再到土运，依次按五行相生顺序轮转不息。运，即运动、转动，轮流运动往来不歇意。见下文。

《天元玉册·卷之七·求五运始见，首基化源法》：

首甲为土运，以甲生乙作金运，乙生丙作水运，丙生丁作木运，丁生戊作火运，戊生己作土运。盖土乃火之子。次己生庚复作金运，庚生辛复作水运，辛生壬复作木运，壬生癸复作火运，癸生甲复作土运。周而复始，至今不绝，递相生也。

中运逐年流转，故用十天干纪五运。

十天干纪五运为：甲己土运、乙庚金运、丙辛水运、丁壬木运、戊癸火运。

天干表征的中运五行与天干表征的方位五行不同，注意区分。

（二）五方运

中运形成，虽是在地面上普遍分布的，但在相应五行方位分布处为中运五运所居之地，可称为五方运。见下文。

《天元玉册·卷之七·求五运始见，首基化源法》：

盖五行以土为尊，故配中央也。数周四方，各一运复居中央，一共成五。中运分布五方见下图。

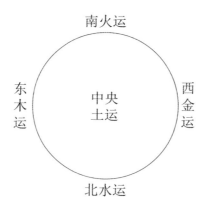

（三）中央土运送生天地

中央土运附送土气与天气、地气。中央土运附送土气与天气的位置称为天门，中央土运附送土气与地气的位置称为地户。见下文。

《天元玉册·卷之七·求五运始见，首基化源法》：

余即运本而为土，土附四方，返中为五方，各一而共为五。故送生天地俱配土也，即天门总成六戊于西北，地户集六己于东南。故五行生于太极之中，俱附于土。即太始混成五，妊养于坤土中，分布四方。

《天元玉册·卷之十五·少阳与少阴同法》：

土以附四方，故生天地，天地但配土也。即天门外六戊于西北，地户集六己于东南。

由上可知，中央戊己土，通过天门、地户附送土气与天气、地气。

《天元玉册·卷之八·次求占候土运法》：

己在地户，乃辰巳之间。

《天元玉册·卷之八·求占候火运法》：

六戊在天门，即戌亥之间。

戊己寄位天门、地户，如下图。

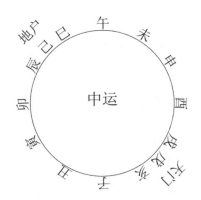

由上图可知，六戊土在西北天门附送土气与天气，六己土在东南地户附送土气与地气。六戊土在西北天门附送土气与天气，地气随之上升；六己土在东南地户附送土气与地气，天气随之下降。如下文。

《素问·五常政大论篇第七十》：

东南方，阳也，阳者其精降于下。……西北方，阴也，阴者其精奉于上。

图示如下。

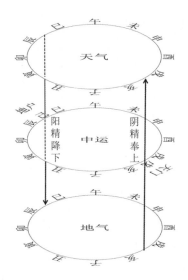

（四）中运与五天五色之气通应

地球的中运之气虽是敷布在地球表面的一层气，但与二十八星宿间的五天五色之气相交感通应。

《玄珠密语·卷之一·五运元通纪篇》：

故五运之气，上合于天。于是木运之气，上合苍天；火运之气，上合丹天；土运之气，上合黅天；金运之气，上合素天；水运之气，上合玄天。

二十八星宿见下图。

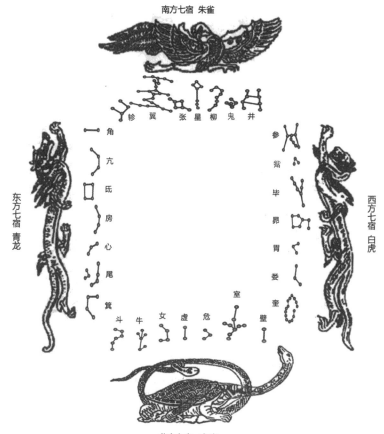

东方青龙七宿：角、亢、氐、房、心、尾、箕。南方朱雀七宿：井、鬼、柳、星、张、翼、轸。北方玄武七宿：斗、牛、女、虚、危、室、壁。西方白虎七宿：奎、娄、胃、昴、毕、觜、参。

二十八星宿与天干地支位置关系如下图。

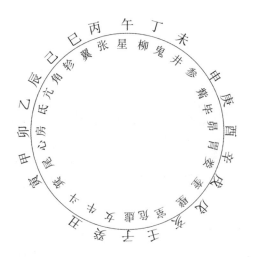

（五）五天五色之气

《素问·五运行大论篇第六十七》：

臣览太始天元册文，丹天之气，经于牛女戊分；黅天之气，经于心尾己分；苍天之气，经于危室柳鬼；素天之气，经于亢氐昴毕；玄天之气，经于张翼娄胃。

在二十八星宿之间，甲己年，有黄气从甲己分星宿起首，终点至当年地支分二宿，称之为黅天之气。如甲子年，黄气从甲分心尾二宿起首，终点至子分虚危二宿，下同此。乙庚年，有白气从乙庚分星宿起首，终点至当年地支分二宿，称之为素天之气。丙辛年有黑气从丙辛分星宿起首，终点至当年地支分二宿，称之为玄天之气。丁壬年有青气从丁壬分星宿起首，终点至当年地支分二宿，称之为苍天之气。戊癸年有赤气从戊癸分星宿起首，终点至当年地支分二宿，称之为丹天之气。

黅天之气为土气、素天之气为金气、玄天之气为水气、苍天之气为木气、丹天之气为火气，合称五天五色之气。

乾坤开辟第一年甲子年，宇宙空间清升浊降，在天之坤元之气先产生黅天之气，而后土生金产生素天之气、金生水产生玄天之气、水生木产生苍天之气、木生火产生丹天之气、火生土再产生黅天之气。五天五色之气依次按五行相生顺序逐年轮转，自乾坤开辟至今轮转不息。

十天干位对应星宿见下图。

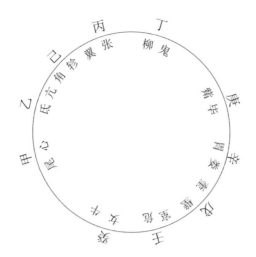

注:《素问·五运行大论篇第六十七》中讲庚年素天之气起于昴毕二宿,《天元玉册·卷之八》中庚年素天之气起于毕觜二宿,本书依《天元玉册·卷之八》定位毕觜在庚。

十天干对应五天五色之气如下图。

天干	五天之气	五色之气
甲己	黔天之气	黄气
乙庚	素天之气	白气
丙辛	玄天之气	黑气
丁壬	苍天之气	青气
戊癸	丹天之气	赤气

天干既表征年份,也表征当年的五天五色之气。

地球中运之气,与五天五色之气相交通感应。五天五色之气力量强,地球中运则强;五天五色之气力量弱,地球中运则弱。

十、天地五行生六气

《玄珠密语·卷之一·五运元通纪篇》:

于是五运五色之中,经流之内,乃分大气。于是青气之中,天生风,风生木于地也;赤气之中,天生暄暑,即君相二火也,即热生火于地也;黄气之中,天生湿,湿生土于地也;白气之中,天生清燥,燥生金于地也;黑气之中,天生寒,寒生水

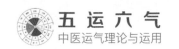

于地也。故天有六气者，是风、暄、暑、湿、燥、寒是也。

二十八星宿间五色之气为在天之五行，地球之五运为在地之五行，由天地五行化生六气。五行有五，六气有六，五行中赤气化生君火、相火，故六气有六。君火柔和，常生养万物，位尊；相火暴烈，常焚灼万物，次于君火，故为相。

风、暄、暑、湿、燥、寒为五行所生六气所化之象，故有时指风、暄、暑、湿、燥、寒为六气，是以其标象表示。

五行化生之六气，用厥阴、少阴、太阴、少阳、阳明、太阳来表示。《玄珠密语·卷之三·天元定化纪篇》中讲："夫天元六气者，即是厥阴、少阴、太阴、少阳、阳明、太阳""厥阴为木""少阴为君火""太阴为土""少阳为相火""阳明为金""太阳为水"。故六气也称厥阴风木、少阴君火、太阴湿土、少阳相火、阳明燥金、太阳寒水。

六气以厥阴、少阴、太阴、少阳、阳明、太阳为本，以风、暄、暑、湿、燥、寒为标。厥阴化风，风为厥阴之标；少阴化热（暄），热为少阴之标；太阴化湿，湿为太阴之标；少阳化暑，暑为少阳之标；阳明化燥，燥为阳明之标；太阳化寒，寒为太阳之标。

《天元玉册·卷之二十六·求六气天游太乙法》中讲："夫五运者，天地之五性也。六气者，以君火作天地元气，故为其首。次有木、相火、土、金、水，即是天地之五气也。"可见，六气本是五行，但火有君火、相火，故用厥阴、少阴、太阴、少阳、阳明、太阳表六气，以与五行区别。六气本为五行气，并非五行之外别有一行。《外经微言·三才并论篇》更明确讲："岐伯曰：五运者，五行也。谈五运即阐五行也。然五行止有五，五运变成六，明者视六犹五也。昧者眩六为千矣。"

六气厥阴为一阴，少阴为二阴，太阴为三阴，少阳为一阳，阳明为二阳，太阳为三阳。

十一、六气司地支方位

（一）六气司十二地支位

六气化生后，同五行一样有所司之位，司于十二地支位。见下文。

《玄珠密语·卷之三·天元定化纪篇》：

厥阴为木……其司巳亥，运合丁壬。

少阴为君火……其司子午，运合戊癸。不主运气。君火以名，不统五运也。

太阴为土……其司丑未，运合甲己。

少阳为相火……其司寅申，运合戊癸。

阳明为金……其司卯酉，运合乙庚。

太阳为水……其司辰戌，运合丙辛。

六气所司十二地支位如下图。

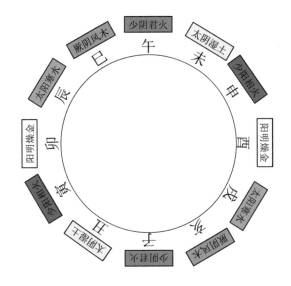

（二）六气司十二地支位原理

午为南方离位，为火之正位，君火为尊，故少阴君火正司于午位。子位虽为水位，但君火为尊，故为少阴君火对冲之位，故子位也为少阴君火所司。午为少阴君火正化之位，子为少阴君火对化之位。

酉为西方兑位，为金，故阳明燥金正司于酉位。卯虽为木，但金克木，卯为阳明燥金对冲之位，故卯位也为阳明燥金所司。酉为阳明燥金正化之位，卯为阳明燥金对化之位。

亥本为水，卯位为阳明燥金所居，厥阴风木则起于亥位，取水生木，故厥阴风木正司于亥位。巳本为火，但为厥阴风木对冲之位，故巳位也为厥阴风木所司。亥为厥阴风木正化之位，巳为厥阴风木对化之位。

寅本为木，巳午本为火，午为少阴君火所居，巳为厥阴风木对化之位，少阳相火则起于寅位，取木生火，故少阳相火正司于寅位。申本为金，但为少阳相火对冲之位，故申位也为少阳相火所司。寅为少阳相火正化之位，申为少阳相火对化之位。

土旺中宫，寄卦于坤，坤位西南未位，故太阴湿土正司于未位，丑位则为太阴湿土对冲之位，故丑位也为太阴湿土所司。未为太阴湿土正化之位，丑为太阴湿土对化之位。

亥子本为水，但子为少阴君火对化之位，亥为厥风木正化之位，六戊土在天门，虽在戊亥之间，寄位在戊，六己土在地户，虽在辰巳之间，寄位在辰，水出土中，故太阳寒水司于辰戊。戊为太阳寒水正化之位，辰为太阳寒水对化之位。

以上六气司十二地支位原理见《玄珠密语·卷之三·天元定化纪篇》。

六气司十二地支，即按一阴、二阴、三阴、一阳、二阳、三阳的顺序顺时针排布。

十二、司天在泉化生

《天元玉册·卷之七·求五运始见，首基化源法》：

自天地万物，分阴阳，辨方位，清浊既分，升降以定，运气递迁。即天气始于甲、临于子，地气始于己，临于卯。由是甲己之间，中运土运，在五运为首基之化也，作五行之化源。

天地初判第一年甲子年，天气始于甲位，临于子位，子位所司之少阴君火即起而司天，故甲子年少阴君火司天，司天则以少阴君火起首。

甲子标记天气始终位。标记天气始终位的干支称为天甲子。

甲子年，地气始于己位，临于卯位，卯位所司之阳明燥金即起而司地，故甲子年阳明燥金在泉，在泉则以阳明燥金起首。

己卯标记地气始终位。标记地气始终位的干支称为地甲子。

甲子年地气始于己位，临于卯位，地甲子与天甲子干支相差十五位。

甲子年天气地气临位及中运图示如下。

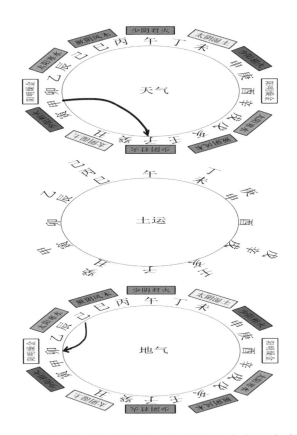

干支轮配六十年司天皆为天气所临地支位所司之六气，在泉皆为地气所临地支位所司之六气，地甲子与天甲子干支始终相差十五位。

"甲己之间，中见土运"，即在天气、地气之间，坤元祖土化生中运土运，故中运以土运起首，而后五行相生逐年化生金运、水运、木运、火运，再至土运，逐年以五行相生的顺序更迭。

自天地开辟第一年甲子年，司天以子位少阴君火起首，逐年按丑位太阴湿土，寅位少阳相火，卯位阳明燥金，辰位太阳寒水，巳位厥阴风木，午位少阴君火，未位太阴湿土，申位少阳相火，酉位阳明燥金，戌位太阳寒水，亥位厥阴风木，再到子位少阴君火顺序轮值；在泉以卯位阳明燥金起首，逐年按辰位太阳寒水，巳位厥阴风木，午位少阴君火，未位太阴湿土，申位少阳相火，酉位阳明燥金，戌位太阳寒水，亥位厥阴风木，子位少阴君火，丑位太阴湿土，寅位少阳相火，再到卯位阳明燥金顺序轮值；中运逐年以五行相生顺序土生金、金生水、水生木、木生火、火再生土的顺序轮值。

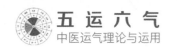
如乙丑年，天气始于乙，临于丑，则丑位所司之太阴湿土为乙丑年司天；地气始于庚，临于辰，则辰位所司之太阳寒水为乙丑年在泉；乙丑年中运则为土生金之金运，乙丑年二十八星宿间五天五色气为素天之气。

十二地支表司天在泉如下图。

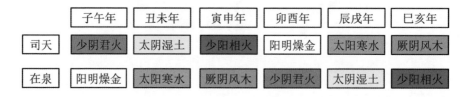

	子午年	丑未年	寅申年	卯酉年	辰戌年	巳亥年
司天	少阴君火	太阴湿土	少阳相火	阳明燥金	太阳寒水	厥阴风木
在泉	阳明燥金	太阳寒水	厥阴风木	少阴君火	太阴湿土	少阳相火

司天与在泉相配，始终是一阴司天，则一阳在泉；二阴司天，则二阳在泉；三阴司天，则三阳在泉；一阳司天，则一阴在泉；二阳司天，则二阴在泉；三阳司天，则三阴在泉。

十三、司天在泉左右二间气

每年司天司值于天时，同时有左右二间气伴随司天而司于天。在泉司值于地时，同时有左右二间气伴随在泉而司于地。

司天以一阴、二阴、三阴、一阳、二阳、三阳按顺序轮值，司天的前后二气即为司天的左右二间气。

以地支顺序往后移一位之六气为左间气，以地支顺序往前移一位之六气为右间气。如子年少阴君火司天，子后一位为丑，丑位太阴湿土即为子年少阴君火司天左间气；子前一位为亥，亥位厥阴风木即为子年少阴君火司天右间气。

在泉左右二间气同此原则。

依此原则定十二地支年司天、司天左右二间气、在泉、在泉左右二间气及位置，见下图。

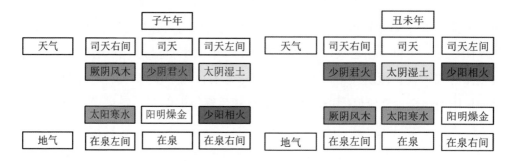

	寅申年				卯酉年		
天气	司天右间	司天	司天左间	天气	司天右间	司天	司天左间
	太阴湿土	少阳相火	阳明燥金		少阳相火	阳明燥金	太阳寒水
	少阴君火	厥阴风木	太阳寒水		太阴湿土	少阴君火	厥阴风木
地气	在泉左间	在泉	在泉右间	地气	在泉左间	在泉	在泉右间

	辰戌年				巳亥年		
天气	司天右间	司天	司天左间	天气	司天右间	司天	司天左间
	阳明燥金	太阳寒水	厥阴风木		太阳寒水	厥阴风木	少阴君火
	少阳相火	太阴湿土	少阴君火		阳明燥金	少阳相火	太阴湿土
地气	在泉左间	在泉	在泉右间	地气	在泉左间	在泉	在泉右间

司天二间气伴随司天之气共同司值于天，均属于天气，在中运之上；在泉二间气伴随在泉之气共同司值于地，均属于地气，在中运之下。

十四、中运、司天、在泉位置及力量方向

中运之气包裹、敷布在地球表面，在地平面以上大气层内。司天之气在中运之上，大气层以内。在泉之气在地下直至地心以及敷布在靠近地面的大气层内。

地球地面向太空方向为上，地球为下。司天在泉的力量影响是上下方向的，司天之气力量从上往下，在泉之气的力量从下往上。中运处在司天之下，在泉之上，处于司天之气与在泉之气的交互中，故称中运。中运的力量是沿地面平展开的。人和万物均处在中运及司天与在泉气的交互中。

如《天元玉册·卷之九·诸运中分清浊，占之可见或不见法》中讲："夫六气为经，五运作纬。是故司天者，上接天机而治天。司地者，下经地轴而治地。五运处中而纬天地者也。"《玄珠密语·卷之一·五运元通纪篇》中讲："夫运者，司气也，故居中位也。在天之下地之上，当气交之内，万化之中，人物生化之间也。"

中运、司天、在泉示意图。

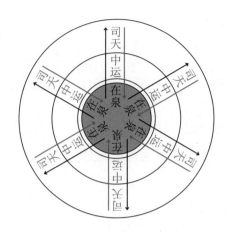

中央蓝色圆圈表示地球；在泉为靠近地面以及地面以下直至地心之气，用往外第二圈表示；往外第三圈以内及地面以上为中运之气；中运以外，最外面一圈以内为司天之气；最外面一圈表示地球大气层最外围。

司天、中运、在泉虽是地球内以及地球表面大气层的三个层次气化，有其大约位置，但三者的力量辐射可达太阳系五星，甚至更远的宇宙空间。

上司天、中中运、下在泉，合称三元。三元和合，自天地乾坤开辟起，逐年轮转，终而复始，至今不息。

由上论述可知，中运、司天、在泉并不是木星、火星、土星、金星、水星以及日月运行形成的，而是太极分天地气时，由坤元合天地之气化生，故《天元玉册·卷之七·求五运始见，首基化源法》称坤元祖土为"五行之宇祖，六气之化源"。

十五、主气客气化生

司天、在泉之六气每一气均主一年，主气客气之六气每一气主一步。一年中又分六步气，分别为初之气、二之气、三之气、四之气、五之气、终之气。主气客气之六气分主一步气，一步气为一年的六分之一。

一年三百六十五又四分之一天，一天分为一百刻。一年则为三百六十天又五百二十五刻，故每一步气为六十日又八十七刻半。

一日 24 小时为一百刻。一刻为 14.4 分钟。六步气的零头八十七刻半加起来共五百二十五刻，正是一年的零头五又四分之一天。有时讲一年三百六十日，是不计算零头的方便说法，并不是不涵盖零头。

大寒至春分之间为初之气，春分至小满之间为二之气，小满至大暑之间为三之气，大暑至秋分之间为四之气，秋分至小雪之间为五之气，小雪至大寒之间为终之气。

（一）主气化生

主气初之气为厥阴风木、二之气为少阴君火、三之气为少阳相火、四之气为太阴湿土、五之气为阳明燥金、终之气为太阳寒水。

主气的起始点为大寒。辰申子岁，初之气起于大寒寅时；巳酉丑岁，初之气起于寅时后二十六刻（含二十六刻，即二十五刻终之后，后同）；寅午戌岁，初之气起于寅时后五十一刻；卯未亥岁，初之气起于寅时后七十六刻。主气每年初之气起点确定，一步气主六十日又八十七刻半，一年六步气起始点即可确定。

主气为在地五行化生六气之所生。见下文。

《素问·六微旨大论篇第六十八》：

帝曰：善。愿闻地理之应六节，气位何如？岐伯曰：显明之右，君火之位也。君火之右，退行一步，相火治之，复行一步，土气治之。复行一步，金气治之。复行一步，水气治之。复行一步，木气治之。复行一步，君火治之。

主气每年六步固定不变，故称主气。图示如下。

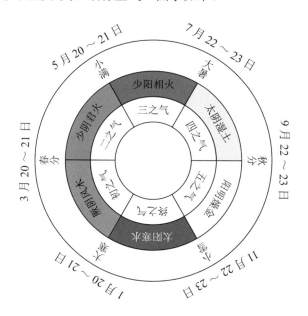

主气主一年的温热凉寒常规气候变化，故主气所致疾病少。

（二）客气化生

客气每年六步时间与主气相同。客气为在天五行化生六气之所生。见下文。

《素问·六微旨大论篇第六十八》：

帝曰：愿闻天道六六之节盛衰何也？

岐伯曰：上下有位，左右有纪。故少阳之右，阳明治之；阳明之右，太阳治之；太阳之右，厥阴治之；厥阴之右，少阴治之；少阴之右，太阴治之；太阴之右，少阳治之。此所谓气之标，盖南面而待也。故曰：因天之序，盛衰之时，移光定位，正立而待之。此之谓也。

客气依一阴厥阴风木、二阴少阴君火、三阴太阴湿土、一阳少阳相火、二阳阳明燥金、三阳太阳寒水顺序排布。客气因为由天气之所生，每年随司天之气而轮转，如客人之往来，故称客气。

因司天之气每年不同，故每年客气六步分布不同。客气的三之气与司天同气，客气的三之气确定后，依厥阴风木、少阴君火、太阴湿土、少阳相火、阳明燥金、太阳寒水顺序排定其他五步气。

客气为在天之六气所生，故在上；主气为在地之六气所生，故在下。客气加临主气为客主加临。

例如：2018年戊戌年，太阳寒水司天，则客气三之气为太阳寒水，二之气为阳明燥金，初之气为少阳相火，四之气为厥阴风木，五之气为少阴君火，终之气为太阴湿土。

2018年戊戌年客主加临六步见下图。

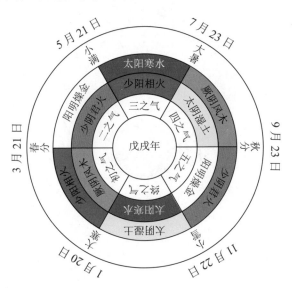

由于客气的二之气、四之气与司天左右二间气相同，客气的初之气、五之气与在泉的左右二间气相同，故一般运气资料将司天作为客气的三之气，在泉作为客气的终之气，司天右间气作为客气的二之气，司天左间气作为客气的四之气，在泉右间气作为客气的五之气，在泉左间气作为客气的初之气。

实际上，司天、在泉均是独立的一层气化，一般情况下气化时间跨度均为一年，而司天左右二间气是伴随司天的气化，在特定的时段才会体现气化作用，从属于天气；在泉左右二间气是伴随在泉的气化，也是在特定的时段才会体现气化作用，从属于地气。而客气是独立的一层气化，是在天五行化生的六气在一年中主司六步气化，从属于天气，虽随司天而轮转，但是独立于司天在泉之外的一层气化，并非是司天、在泉及司天在泉左右二间气。

客气每年都按六步体现气化作用。而左右二间气不同，有时体现气化作用，有时不体现气化作用，左右二间气体现气化作用的时间跨度也不是一步（后文详述）。

假如司天、在泉及司天在泉左右二间气是客气成立，在泉的左间气则为客气的初之气，那么伴随当年在泉的左间气将要在大寒以后的下一年发挥作用了，这岂不是非常不符合事实？

故客气是独立的一层气化，并不是司天、在泉及司天在泉左右二间气。

十六、客运不存在，主运为四季五运

客气主气有六步客主加临，每一步时间为一年六等分的六分之一。一般运气资料认为也有客运主运存在，客运主运为一年平均五等分，而依木、火、土、金、水五行相生顺序排布，并存在客运主运之客主加临。

（一）客运不存在

依据《内经》《玄珠密语》《天元玉册》判定，客运并不存在。

认为客运存在的唯一依据是《素问·六元正纪大论篇第七十一》中论述中运时有角（初）羽（终）的记载，例如："帝曰：太阳之政奈何？岐伯曰：辰戌之纪也。……太阳、太徵、太阴、戊辰、戊戌同正徵，……太徵、少宫、太商、少羽（终）、少角（初）。"

后世医家将角（初）羽（终）类比主客气客主加临，也认为是主运客运一年平均五等分，主运每年为角、徵、商、宫、羽固定不变，客运依初终加临在主运上。

在《素问·六元正纪大论篇第七十一》中有非常大的篇幅论述客气主气六步加临对于气候、疾病变化的影响，如果存在客运主运五步之加临，如此重要的内容，《内经》中不会没有任何关于客运主运五步加临对气候、疾病变化的介绍。《内经》也找不到其他任何证据证明客运的存在，辅翼《内经》运气内容的《玄珠密语》《天元玉册》也均有六气六步之介绍，却没有任何客运主运五步以及客主加临之介绍。所以依据经典判定，客运不存在。

笔者在对自然界气候、疾病变化的多年观察中，也没有观察到客运主运五步加临之现象，而客气主气六步之加临对气候、对疾病的影响每年都可以观察到。所以从实践上也可证明，客运不存在。

既然客运不存在，也就没有"运克气，以运为主；气克运，以气为主"的运气判定原则。

（二）主运为四季五运

《素问·六节藏象论篇第九》：

五运相袭而皆治之，终碁之日，周而复始，时立气布，如环无端，候亦同法。

这里的"五运"不是指中运，而是指一年中的五运。碁，为一年，"终碁之日，周而复始"，则指每一年中五运轮转不息。即一年当中有木运、火运、土运、金运、水运。这五运不是每一运主一年，而是一年中分五运。

《素问·六节藏象论篇第九》下文中继续讲："帝曰：何谓所胜？岐伯曰：春胜长夏，长夏胜冬，冬胜夏，夏胜秋，秋胜春，所谓得五行时之胜，各以气命其藏。"这里明确指出，一年之中的五运为春、夏、长夏、秋、冬，为四季五运。讲四季为春夏秋冬，长夏含在夏季里，讲四季五运，是将长夏独立出来。

既然五运是指春、夏、长夏、秋、冬，春夏秋冬为三个月，长夏为小暑、大暑两个节气一个月，就不是将一年平均五等分，然后依木、火、土、金、水次序平均排布了。

那么是否木、火、土、金、水在一年中所占的时间段是不均衡的呢？

《素问·气交变大论篇第六十九》：

土不及，四维有埃云润泽之化，则春有鸣条鼓拆之政。四维发振拉飘腾之变，则秋有肃杀霖霪之复。其眚四维，其藏脾，其病内舍心腹，外在肌肉四肢。

水不及，四维有湍润埃云之化，则不时有和风生发之应。四维发埃昏骤注之变，则不时有飘荡振拉之复。其眚北，其藏肾，其病内舍腰脊骨髓，外在溪谷腨膝。

这里讲中运不及一年中运气的胜复变化，当土不及，木在四维胜；水不及，土在四维胜，则说明土旺盛在四维。

故主运是指四季五运，并不是将一年平均五等分而依木、火、土、金、水的次序平均排布的，而是木、火、金、水旺于四季，土旺于长夏与四维。四维是春夏秋冬交接的时段，即每一季的最后十八天。

以在天五行而言，春三月为木运，夏三月为火运，秋三月为金运，冬三月为水运，长夏未月为土运。以在地五行而言，寅卯月以及辰月十二日共七十二日为木运，巳午月以及未土十二日共七十二日为火运，申酉月以及戌土十二日共七十二日为金运，亥子月以及丑月十二日共七十二日为水运，辰未戌丑四维每季最后十八日共七十二日为土运。

《素问·六元正纪大论篇第七十一》中角（初）羽（终）即是讲中运对于四季五运的力量影响，不是指客运主运之加临。

十七、二十四节气

五运六气之中运、五方运、四季五运、司天、司天二间气、在泉、在泉二间气、主气、客气各层次气化，与地球阴阳气的变化共同主导地球的气化。故需对地球一年中阴阳气变化详细了解。二十四节气气化即是表征地球一年中阴阳气的变化规律的。

《素问·六节藏象论篇第九》中讲："五日谓之候，三候谓之气，六气谓之时，四时谓之岁。"五天称为一候；三候十五天为一气，即一个节气；两个节气为一个月，六气即六个节气三个月为一季（此六气是指六个节气，不是风、暄、暑、湿、燥、寒之六气），也称一时；四时即四季，为一年。春夏秋冬为四季，《内经》中常称四时。

二十四节气见下图。

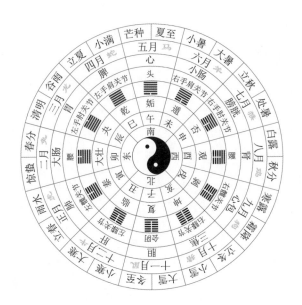

二十四节气见上图最外面一圈。分别为：立春、雨水、惊蛰、春分、清明、谷雨、立夏、小满、芒种、夏至、小暑、大暑、立秋、处暑、白露、秋分、寒露、霜降、立冬、小雪、大雪、冬至、小寒、大寒。

民谚有二十四节气歌以帮助记忆：

春雨惊春清谷天，夏满芒夏暑相连，

秋处露秋寒霜降，冬雪雪冬小大寒。

每月两节不变更，最多相差一两天。

上半年来六廿一，下半年来八廿三。

每个月一个节一个气，前一个为节气，后一个为中气。例如正月立春、雨水，立春为节气，雨水为中气。一年共十二节、十二气，合称二十四节气。

上半年来六廿一，下半年来八廿三，这是二十四节气与现行公历的日期换算。上半年每月节多在 4、5、6 日，每月气多在 19、20、21 日；下半年每月节多在 7、8 日，每月气多在 22、23 日。

（一）阳历、阴历、农历、公历

1. 阳历

二十四节气表示的历法为阳历，可用太阳行度表示。冬至太阳直射点运行至南回归线，春分太阳直射点从南回归线向北运行至赤道，夏至太阳直射点运行至北回归线，秋分太阳直射点从北回归线向南运行至赤道。

二十四节气阳历历法以立春为每年的开始点，一年共三百六十五又四分之一天。

二十四节气历法以干支纪年、纪月、纪日、纪时。一年十二个月，一月三十天四十三又四分之三刻，一日十二时辰，一个时辰 2 个小时。

2. 阴历

初一、十五等表示的历法为阴历，是依月亮行度制定的历法。月为太阴，故称阴历。月亮绕地球一周为一月。一月二十九天半。阴历一年十二个月，十二个月为三百五十四天，与二十四节气阳历一年相差十一又四分之一天。

3. 农历

农历则为阴历与二十四节气阳历的混合历。

农历将春节作为每年的开始点。春节定位在阴历正月初一。由于阴历与二十四节气的阳历每年相差十一又四分之一天，为了使阴历的春节与阳历的立春相差不远，故阴历需要置闰月，才能使春节始终在立春前后。阴历置闰月年一年则为十三个月。

阴历置闰月，三年一闰、五年二闰、十九年七闰，才能保证春节始终在立春前后。置闰的月份在阴历月不包含中气的月份。

4. 公历

现行阿拉伯数字记录的历法如 2018 年 3 月 13 日为公历。公历为西方传来的历法，也称西历，采取公元纪年。公历是依据太阳行度制定的历法，故也为阳历，一年也为三百六十五又四分之一天。

我们一般人平时常说的阳历为现行公历。

运用五运六气判定人的先天体质以及发作疾病，需要知道人的出生日期。中医五运六气等常用的历法均为二十四节气历，而中国人记忆出生日期所用的历法既有阴历，又有公历，需要将生日转换到对应的当年二十四节气。所以学习中医需要清楚记忆二十四节气对应的公历大约时间。

（二）十二辟卦

上图中从内往外第四圈十二个卦象为十二辟卦。从内往外第三圈复、临、泰、大壮、夬、乾、姤、遁、否、观、剥、坤为十二辟卦对应的卦名。

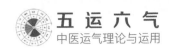

辟为开辟意。十二辟卦，即表征一年十二个月中地球阳气与阴气的开辟通路放射与回收的变化规律。

十二辟卦皆由上下两卦合成，下卦称内卦，上卦称外卦，每卦六爻，阳爻表阳气，阴爻表阴气。上图中十二辟卦六爻变化从内往外看，表征地球气化从内而外的变化。

现将十二辟卦横排，见下图，以帮助理解一年十二个月地球阴阳气化轮转规律。

| 子 | 丑 | 寅 | 卯 | 辰 | 巳 | 午 | 未 | 申 | 酉 | 戌 | 亥 |

以上是北半球一年二十四节气阴阳气化轮转规律，地球为一太极阴阳球体，南半球阴阳气化规律与北半球相反。

二十四节气可依太阳行度而定，同时也是表示地球本身阴阳气化规律的。

（三）十二地支对应月份、节气及卦象

寅月为正月，立春、雨水两个节气，为地天泰卦。一月表征一年初始，故称正月。

卯月为二月，惊蛰、春分两个节气，为雷天大壮卦。

辰月为三月，清明、谷雨两个节气，为泽天夬（guài）卦。

巳月为四月，立夏、小满两个节气，为天天乾卦。

午月为五月，芒种、夏至两个节气，为天风姤卦。

未月为六月，小暑、大暑两个节气，为天山遁卦。

申月为七月，立秋、处暑两个节气，为天地否（pǐ）卦。

酉月为八月，白露、秋分两个节气，为风地观卦。

戌月为九月，寒露、霜降两个节气，为山地剥卦。

亥月为十月，立冬、小雪两个节气，为地地坤卦。

子月为十一月，大雪、冬至两个节气，为地雷复卦。

丑月为十二月，小寒、大寒两个节气。为地泽临卦。十二月也称腊月，表一年终结。

（四）二十四节气详解

十一月大雪（约12月7、8日）、冬至（约12月21、22日），对应地雷复卦。

冬至前，地球阳气不断回缩至地球深处。冬至一阳生，冬至时，太阳直射点

在南回归线，地球的阳气从地底深处由收藏转为上升，一阳来复，故为地雷复卦。冬至前，地球阴气不断释放至大气层高处。冬至时，地球释放至大气层最高处的阴气转而回收下降，靠近地面的阴气逐渐回收到地下。

冬至时冬季过半，开始冬季的严寒气候。

《易经·象传·复卦》中讲"先王以至日闭关"，地球在冬至时阳气由收藏而生发，古圣贤法天则地，冬至日摒却一切事务，斋戒沐浴，澄心静虑，使人体阳气能顺应自然而正常生发。

冬至后，人体内在的阳气逐渐开始由收藏而生发，人体消化能力有所增加。故民俗有"冬至进补"之说，冬至后进补人体容易消化吸收，从而可增加身体能量储备。但由于不同年份五运六气其他层次气化的影响，冬至进补，需根据年份以及个人身体体质而选择适合的食物、药物，否则会适得其反。例如2017丁酉年冬至后，由于火气很重，人体内郁火较重，肾阴较容易不足，若是过多进补热性食物、药物，则容易有上火症状，甚至导致温病。

十二月小寒（约1月5、6日）、大寒（约1月20、21日），对应地泽临卦䷒。

十二月地球阳气逐渐从地下上升，临近地面，但还没有达到地面；地面高处的阴气也逐渐下降，也没有到达地面。直到正月立春起，阳气才逐渐上升到地面，地面高处阴气也才逐渐回收到地面，如《素问·脉要精微论篇第十七》中所说："冬至四十五日阳气微上，阴气微下。"冬至后四十五日为立春（没计算零头），故到立春时阳气才达到地面，地面高处阴气才回收到地面。

在立春后阳气开始上升到地面以上，天气开始转暖。在立春之前，地面为阴气占据的时间最长，所以不考虑其他层次气化的影响，仅就二十四节气的影响来讲，十二月是一年中最冷的时节，故有小寒、大寒。

小寒、大寒，在北方多大雪纷飞，冰冻三尺。此时人体表多容易感寒，而产生肩背痛、关节痛，甚至生冻疮等。

正月立春（约2月4、5日）、雨水（约2月19、20日），对应地天泰卦䷊。

立春时，地球阳气从地下往地面上逐渐上升，阴气也逐渐回收至地下。阳在下而上升，阴在上而下降，阳升阴降，天地交通，故为地天泰卦。十一月一阳始生，十二月二阳渐升，正月三阳升至地面，对应泰卦，故称三阳开泰。

到立春时，阳气从地下升至地面，春季之木气也立起来了，故称立春。立春标志春季开始。立春，从地下有木气青气开始上升，如《素问·六元正纪大论篇第七十一》中讲："春气始于下。"此木气虽与阳气同出于地下，但不是相同层次的气化。阳气属于地球阴阳气，木气属于地球五行气。

雨水时阳气继续上升，阴气继续下降，阴阳相交，多产生降雨，故称雨水。

立春起，东风吹，万物开始复苏，地面又将生机勃勃，故中国文化将立春作为一年起始。正月地面阳气未盛，阴气仍多，气温仍不高，由于春气木气生发，所以寒凉中会有丝丝春暖之意。

二月惊蛰（约3月5、6日）、春分（约3月20、21日），对应雷天大壮卦䷡。

二月地球阳气继续上升，地面上阳气已经壮大，故称大壮。阳气从地下上冲，地面上仍有部分阴气没有回收至地下，故阳气上冲冲击阴气而产生打雷，即惊蛰一声雷。

中原地区几乎每年于惊蛰节气都会有雷声。不同年份由于不同层次气化的影响，打雷时间会略有提前或延迟。惊蛰一声雷，表示阳气已经冲破了阴气的束缚而可继续上冲了，冬季蛰伏的虫子也开始活动了，故称惊蛰。

到二月半，春季已过一半，故称春分。此时太阳直射赤道，地球表面阳气已多，阴气仍部分存留，阴阳交融，气温宜人。

正月虽已春气来临，但阳气不盛，草木多才刚开始萌芽，时至二月，则草长莺飞，杨柳拂堤，中原地区就可以放风筝了。中原地区在惊蛰之前，风筝是不容易飞起来的，因为缺少阳气的鼓动。南方为火，相较北方阳气足，冬天风筝也飞得起来。

二月地面阳气开始壮大，阴气仍部分存留，身体阳气盛、火气旺的人，早早穿起了单衣；身体阳气弱、寒气盛的人，仍感觉阵阵寒意，仍没有脱下厚衣。所以二月穿衣应厚薄适体，不可依自己的感觉要求别人穿着也和自己一样。

三月清明（约4月4、5日）、谷雨（约4月19、20日）对应泽天夬卦䷪。

三月地球阳气再度上升，阴气继续沉降，地面上的阴气已经很少了，仅残留一部分，故为夬卦。夬形容有一些缺点，此卦五阳一阴，故有缺点。

三月地面阳气上冲已盛，天清地明，故称清明。三月阳气释放到地面已多，繁花催开，杨柳如烟。阳气在地面持续时间已久，温度也逐渐升高，蒸腾到高空的水汽也增多，多降雨，此时降雨有利于农作物生长，故有谷雨。

四月立夏（约5月5、6日）、小满（约5月20、21日），对应天天乾卦䷀。

到立夏时，夏季的火气立起来了，故称立夏。立夏始，标志夏季开始。立夏起，在地面上大气层中有火气赤气开始弥漫，如《素问·六元正纪大论篇第七十一》中讲：

"夏气始于中。"中即天气地气之中。

四月阳气继续释放上升,阴气已经完全回收至地下,地面上全为阳气占据,故为表阳气之盛的乾卦。阳气在地面逐渐盛满,故称小满。在五月、六月,地面持续被阳气占据,地面上阳气更加盛大,而此时四月阳气刚刚全部占据地面,量还不大,所以称小满。

五月芒种(约6月5、6、7日)、夏至(约6月21、22日)对应天风姤卦☰。

五月阳气逐渐释放到高空最高处,阳气之光芒最盛,有芒的小麦成熟,有芒的稻谷可种,故称芒种。

到五月半为夏至,夏至时太阳直射点在南回归线,地球的阳气也在夏季释放到高空最高处,阴气也收藏到地球最深处,故称夏至。夏至起,阳气从高空最高处开始回收,阴气则从地底最深处开始上升,故夏至一阴生。姤为相遇意,夏至一阴遇阳,故为姤。

夏至始,夏已过半,阳气在地面上持续的时间才足够长,气候才开始进入炎炎夏日。

夏至始,阳气已开始有所下降,阳降阴随,南方进入梅雨季节。此时节空气气温高、湿度大、衣物等容易发霉,因正值梅子成熟之时,故称"梅雨"季节。

夏至始,直至小暑、大暑,阳气在外放射,内里阴气已生,人的体表由于阳气的放射而温度较高,但人内里脾胃反而较寒,消化吸收力减弱,不宜吃冷饮冰冻食物,否则多伤脾胃,产生"洞泄"之症,适宜温饮温食以温养脾胃。

六月小暑(约7月6、7日)、大暑(约7月22、23日)对应天山遁卦☰。

六月阳气再度下降,阳气潜遁故称遁卦。此时阴气继续上升,但高空阳气仍没有降至地面,地下阴气仍没升至地面。直到立秋,阳气才降至地面,阴气才上升至地面。故在立秋之前的小暑、大暑,是阳气在地面占据时间最长的时段,所以是一年中最热的时段,故称小暑、大暑。暑为火气,不可误认为湿气。

另外,小暑、大暑时节是土气旺盛的时段,土的特性是"滞",即停滞、凝滞,使空气不容易流通。所以小暑、大暑之暑气不容易消散,地球阳气不容易下潜,因湿气郁而更热,暑湿最盛,湿热交蒸,天气最为闷热。

未月小暑、大暑为长夏,为土气立起来的时段。长夏,王冰在《素问·六节藏象论篇第九》注云:"长夏者,六月也。土生于火,长在夏中,既长而旺,故云长夏也。"故一般依据王冰解释读作长（zhǎng）夏，意为土生火中，由夏长出来的，也有将长（zhǎng）夏解释成"长养之时"。

这两种解释殊为不妥。长夏之土为乾坤开辟，"浊气下降为地"之坤元之土寄居在未月，坤元未月之土不是由夏火所生，故不是长（zhǎng）夏。整个夏季均为长养之时，不独小暑、大暑为长养之时，所以解释成"长养之时"也不妥当。

小暑、大暑两个节气是一年中最为闷热的时段，现在因有空调容易过，但古时没有空调，人在小暑、大暑时倍受湿热熏蒸，自然感觉夏时之长（cháng），故称长（cháng）夏。

七月立秋（约 8 月 7、8 日）、处暑（约 8 月 22、23 日），对应天地否卦☰☷。

立秋时高空阳气逐渐下降至地面，地下阴气逐渐上升至地面。如《素问·脉要精微论篇第十七》中讲："夏至四十五日阴气微上，阳气微下。"此时秋季之金气立起来了，故称立秋。立秋始，标志秋季开始。立秋起在高空中逐渐有金气白气开始下降，如《素问·六元正纪大论篇第七十一》中讲："秋气始于上。"

附：三伏天

到夏至时，阳气即开始从高空下降，但阳气下降非常困难。一是由于小暑、大暑时地面是最热的，热的力量蒸腾发散，不利于阳气下降回收；二是小暑、大暑时湿气弥漫，阻滞阳气下降，所以阳气更难回收下降。七月天地否卦，在上之阳气不能顺利下降，在下之阴气不能顺利上升，天地交通受阻，故为否卦。

所以小暑、大暑、立秋会有三伏天，而三伏天是一年中最热的时段，三伏之中伏又是三伏中最热的时段。

三伏之"伏"一般解释成"阴气受阳气所迫伏藏在地下"，这种解释不能尽显三伏之真正内涵。

三伏分头伏、中伏、末伏，一般三伏共 30 天，每伏各 10 天，有的年份中伏 20 天，三伏共 40 天。

三伏天之头伏在夏至后第三个庚日开始，一般在小暑节气，有时占据大暑一部分时段；中伏在夏至后第四个庚日开始，一般在大暑节气；末伏在立秋后第一个庚日开始。

头伏开始日期会在夏至后第 21 天到夏至后第 30 天间浮动。因夏至至立秋共 45 天（不算零头），若夏至后第三个庚日刚好落在夏至后第 21 天到第 25 天之间，夏至后第五个庚日即在立秋之前。因把末伏定义在立秋后第一个庚日，所以立秋前夏至后的第五个庚日 10 天周期则算入中伏，中伏就会有 20 天，三伏则共有 40 天了。

中伏不论是 10 天还是 20 天，大部分时间段都是处于大暑阶段，故中伏为最闷热的时段。

到立秋之后，阴气已经逐渐上升到地面以上，所以把"伏"解释成"阴气受阳气所迫伏藏在地下"是不合适的。

"伏"是指地球本身的阳气回收下降伏藏。夏至时阳气放射到极点，是在大气层最高处，到夏至后阳气开始下降。阳气在夏至节气开始回缩下降还不困难，到第三个庚日，已经逐渐回缩离地面较近了，再下降也就困难了，且已到小暑湿气重的时段，阳气回收伏藏更为困难，故需借助金气的力量伏藏了。

三伏天之头伏从夏至后第三个庚日开始，庚日即为金气旺盛的时间点。金气性凉能伏热，性燥能燥湿，本身为收气，故能收摄阳气。所以，庚日的金气能帮助地球回收伏藏阳气。

末伏从立秋后第一个庚日开始。立秋一至，秋气增强，金气收的力量增加了一层，更有利于阳气的回缩收藏，但由于阳气回缩伏藏困难，仍需再借助末伏的金气的力量，加强阳气的回收。

三伏之后（有时末伏会有部分时段延伸到处暑节气内），直到处暑，暑气（夏季之火气）才会被处理完毕，阳气才能完全顺利地回缩伏藏到地下去，所以会有处暑节气。

三伏实际上是地球将本身的阳气伏藏到地下去。天人相应，对人体来讲，这阶段也是要将外散的阳气逐渐伏藏到内部去。但是由于伏藏困难，伏藏的力量和开泻外散的力量相冲击，再加以湿气阻滞，故三伏天非常容易产生头晕、咽干、腹胀、梅核气等阳气伏藏不利的疾病。

三伏天若是顺应天时以养生，则应是祛除湿热，帮助身体阳气逐渐下潜伏藏到内部才对，而不是增强开泄的力量使人体的阳气过度耗散。

现今普遍流行的三伏贴、三伏灸，基本是用辛温或热性的药，增强人体的阳气开泄，并不能帮助人体阳气伏藏。这正与《内经》治病养生的原则"无伐天和，无盛盛，无虚虚"背道而驰了。当然，若是本身体质阴寒，又或常在空调间为冷气所吹，祛除寒气则是必要的。

药王孙思邈有云："五月常服五味子以补五藏气。……六月常服五味子，以益

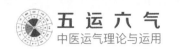

肺金之气，在上则滋源，在下则补肾。"

五味子药性收敛，药王叮嘱五月（芒种、夏至）六月（小暑、大暑）要长服五味子，目的为何？由于夏季阳气耗散外泄过度，致使内藏气虚，用五味子以收敛之。小暑、大暑服用五味子益肺补肾，不正是增强阳气的伏藏吗？

当然，三伏天顺应阳气的潜藏，也非一味五味子可奏全功，也不能一味只用收敛药物，仍需注意热气与湿气对人体的伤害，以祛湿热的同时收伏阳气为宜。

六月、七月是自然界阳气伏藏最为困难的时段，人体阳气也是最难潜藏的时段，此时段气候与人体气化特性需特别重视理解。

八月白露（约9月7、8日）、秋分（约9月22、23日），对应风地观卦☷☴。

八月起阳气逐渐回收潜藏至地下，地面上仍存有部分阳气"流连观望"，故称观卦。

此时阴气也有部分上升至地面以上，阴阳交融，气候温凉宜人。人们穿衣也如二月，身热的仍穿单衣，身寒的早加厚衣。

八月起由于暑气处理完毕，阳气顺利潜伏，秋季金气的收敛作用逐渐显现明显，空气中的水分在金气的收敛作用下逐渐收凝为水滴，故清晨草木上往往会有露珠出现。金气白色，金气收敛水分使之凝聚成露珠，故称白露。

八月半为秋季过半，故称秋分。此时空气由于金气的收凝作用，较为干燥，空气清净度较高，桂树受金气影响而开花，所以八月桂香，秋高气爽，中原地区则叶黄草枯，凉意渐浓了。

九月寒露（约10月7、8日）、霜降（约10月23、24日），对应山地剥卦☶☷。

九月阴气在地面继续上升，阳气继续潜藏，地面上的阳气被阴气剥削得只剩下一阳了，故为剥卦。

此时地面上阴气已多，已有清冷的感觉，空气中的水分为金气进一步收凝，故有寒露。九月半水分进一步凝结成霜，故有霜降。此时北方已有秋风瑟瑟红叶纷飞之景象。

十月立冬（约11月7、8日）、小雪（约11月22、23日），对应地地坤卦☷☷。

到立冬，冬季的水气开始立起来了，故有立冬。立冬标志冬季的开始。立冬起，在地表则有水气黑气弥漫，如《素问·六元正纪大论篇第七十一》中讲："冬气始于标。"

立冬起，阴气在地面已经极盛，阳气已经完全伏藏地下，故为纯阴之坤卦。由于地面阴气盛大，在水气的寒凝作用下，空气中的水分进一步凝结成雪，故有小雪。

十一月大雪（约12月7、8日）、冬至（约12月21、22日），对应地雷复卦䷗。

到大雪，阴气继续释放到地面上，地面上更寒冷，空气中的水分常常凝结而下大雪，故有大雪。

到冬至，阳气又从地底最深处开始上升，阴气也从高空最高处开始下降，又开始了一年中地球阴阳气的再次轮回。

一年中，地球阳气从十一月冬至开始从地下深处上升，正月立春到达地面，四月立夏完全上升至地面以上，到五月夏至放射到极点，从夏至由放射转为回收，在六月回潜最为困难，到七月立秋回收到地面，到十月立冬时完全回潜地下，到冬至收藏至地下最深处。

一年中，地球阴气从十一月冬至开始从高空最高处开始回收下降，到正月立春回收至地面，四月立夏完全回潜至地面以下，到五月夏至收藏至地下最深处，从夏至由收藏转为放射，在六月上升最为困难，到立秋到达地面，到十月立冬时完全上升地面上，到冬至上升至空中最高处。

十八、四季五行气化

春季三个月六个节气：正月寅月立春、雨水为孟春；二月卯月惊蛰、春分为仲春；三月辰月清明、谷雨为季春。《内经》中"春三月"即指寅、卯、辰三个月。

夏季三个月六个节气：四月巳月立夏、小满为孟夏；五月午月芒种、夏至为仲夏；六月未月小暑、大暑为季夏。《内经》中"夏三月"即指巳、午、未三个月。

秋季三个月六个节气：七月申月立秋、处暑为孟秋；八月酉月白露、秋分为仲秋；九月戌月寒露、霜降为季秋。《内经》中"秋三月"即指申、酉、戌三个月。

冬季三个月六个节气：十月亥月立冬、小雪为孟冬；十一月子月大雪、冬至为仲冬；十二月丑月小寒、大寒为季冬。《内经》中"冬三月"即指亥、子、丑三个月。

四季以四立为起始点，以二分二至为中间分节点。春分为春之半，秋分为秋之半，夏至为夏之半，冬至为冬之半。

在中医及中国传统文化中，春夏秋冬的开始是以相应的气立起来为标志的，不是仅以温度变化为标志的，是以四季的形成成因来划分的，不是仅仅以温度来划分的。立春时春季开始，但仍寒冷，春分春过半后春意才浓，天才温暖；立夏时夏季开始，但仍不炎热，夏至夏过半后火气才盛，天才炎热；立秋时秋季开始，但仍炎热，秋分秋过半秋意才浓，天才凉爽；立冬时冬季开始，但仍不寒冷，冬至冬过半后寒气才盛，天寒地冻。因此，中国文化中的四季划分是均衡的，体现了事物渐变的规律。

现代气象学上定义四季，不是依据四季五行气是否立起来为标准，不是以四季形成成因来划分，而是以 5 天平均气温为标准来划分。冬季以后连续 5 天平均气温稳定上升超过 10℃时开始进入春季，春季以后连续 5 天平均气温稳定上升超过 22℃时开始进入夏季，夏季以后连续 5 天平均气温稳定下降至 22℃以下时开始进入秋季，秋季以后连续 5 天平均气温稳定下降至 10℃时开始进入冬季。

研习五运六气后即知，五运六气多个层次的气化均会影响一年中气候气温的变化。例如 2018 年春季由于中运火运太过与司天太阳寒水的影响，气温有时超过 5 天在 10℃以上，有时又有超过 5 天在 10℃以下，依据现代气象学，就没法定义季节了。

如不研究五运六气，人始终是不会明白气候的复杂变化的。

第三章　中运气化

一、中运气化基础知识

（一）由公历纪年推算中运方法

由公历纪年推知当年中运是五运六气推算的基本功，需熟练掌握。

中运依据天干推算。甲己土运、乙庚金运、丙辛水运、丁壬木运、戊癸火运。以十天干对应阿拉伯数字：甲1、乙2、丙3、丁4、戊5、己6、庚7、辛8、壬9、癸0。

由公历纪年推算中运公式为：（公元数－3）/10，余数为天干。

例如：1944年，（1944－3）/10，余数为1，对应甲年土运。

或者将公历末尾数字直接与十天干对应，如下。

公历末尾数字为4的年份为甲年。如1984年为甲子年。

公历末尾数字为5的年份为乙年。如1985年为乙丑年。

公历末尾数字为6的年份为丙年。如1986年为丙寅年。

公历末尾数字为7的年份为丁年。如1987年为丁卯年。

公历末尾数字为8的年份为戊年。如1988年为戊辰年。

公历末尾数字为9的年份为己年。如1989年为己巳年。

公历末尾数字为0的年份为庚年。如1990年为庚午年。

公历末尾数字为1的年份为辛年。如1991年为辛未年。

公历末尾数字为2的年份为壬年。如1992年为壬申年。

公历末尾数字为3的年份为癸年。如1993年为癸酉年。

干支纪年与公历纪年相差大约一个月时间。干支纪年以立春作为一年的起始点，公历纪年以元旦1月1日起始，元旦离立春往往还有一个月多。例如，2017年为丁酉年，2018年为戊戌年，2018年1月1日，公历虽是2018年，但用干支纪年仍是丁酉年，不是戊戌年。

干支纪年是以立春为起点，而中运在立春之前为起点，但用干支纪年表运气时，则以运气起点为转换点。比如2017丁酉年中运木运不及，2018戊戌年中运火运太过，中运太过之年，中运在大寒前十三日到，2018年1月20日为大寒，故在2018年1月8日中运即由木运不及转为火运太过，故2018年1月8日起中运即按戊戌年的开始计算。

不同年份的中运交司时间后述。

（二）中运太过、不及

中运是地球表面，司天之下、在泉之上的一层气化，有太过、不及、平气之分。阳干甲、丙、戊、庚、壬代表中运太过，阴干乙、丁、己、辛、癸代表中运不及。

中运太过则中运之气的力量强，中运不及则中运之气的力量弱。

十天干表征五运，既代表年份，也代表相应这一年份的中运之气的五行属性，同时代表中运之气的强弱程度。

天干表中运太过、不及，见下图。

	中运太过			中运不及
甲	土运太过		己	土运不及
庚	金运太过		乙	金运不及
丙	水运太过		辛	水运不及
壬	木运太过		丁	木运不及
戊	火运太过		癸	火运不及

甲代表甲年，也代表甲年的中运土气太过。

乙代表乙年，也代表乙年的中运金气不及。

丙代表丙年，也代表丙年的中运水气太过。

丁代表丁年，也代表丁年的中运木气不及。

戊代表戊年，也代表戊年的中运火气太过。

己代表己年，也代表己年的中运土气不及。

庚代表庚年，也代表庚年的中运金气太过。

辛代表辛年，也代表辛年的中运水气不及。

壬代表壬年，也代表壬年的中运木气太过。

癸代表癸年，也代表癸年的中运火气不及。

（三）中运平气

中运有太过、不及，但在特殊年份，中运不及会化为平气，中运太过仅有一年会化为平气。

中运化为平气有以下四种情况。

岁会平气：中运不及的年份中运得地支方位五行相助，中运由不及而化为平气。

干德符平气：中运不及的年份中运得日、时、月干德符相助，中运由不及而化为平气。

中运不及的年份中运得司天左右二间气相助，中运由不及而化为平气。

中运太过被司天之气严重刑克时，中运由太过而化为平气。

1. 岁会平气

中运不及，地支方位五行与中运同气，则对中运有补充作用，中运化为平气，称为岁会平气或支符平气。

岁会平气共有六年。

丁卯年，中运木运不及，地支卯木助中运木气，中运由木运不及化为木运平气。

癸巳年，中运火运不及，地支巳火助中运火气，中运由火运不及化为火运平气。

己丑年，中运土运不及，地支丑土助中运土气，中运由土运不及化为土运平气。

己未年，中运土运不及，地支未土助中运土气，中运由土运不及化为土运平气。

乙酉年，中运金运不及，地支酉金助中运金气，中运由金运不及化为金运平气。

辛亥年，中运水运不及，地支亥水助中运水气，中运由水运不及化为水运平气。

2. 干德符平气

干德符，是指中运不及年份中遇到日、时、月的天干的阳干五行（非方位五行，是天干表的运气五行）与中运符合，称干德符。如丁遇壬、癸遇戊、己遇甲、乙遇庚、辛遇丙。

干德符有日干德符、时干德符、月干德符。

日干德符

将要交司的中运不及的年份，在大寒日，若日干为阳干与要交司的中运合，为日干德符，中运由不及化为平气。如丁年大寒日为壬日，癸年大寒日为戊日，

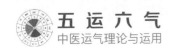

己年大寒日为甲日，乙年大寒日为庚日，辛年大寒日为丙日。

日干德符的年份非常少，下面列举 1940—2060 年的日干德符平气年。

1957 丁酉年，1 月 20 日大寒为壬辰日，丁遇壬，故 1957 丁酉年为木运日干德符平气年。

1971 辛亥年，1 月 21 日大寒为丙午日，辛遇丙，故 1971 辛亥年为水运日干德符平气年。

1983 癸亥年，1 月 20 日大寒为戊申日，癸遇戊，故 1983 癸亥年为火运日干德符平气年。

1997 丁丑年，1 月 20 日大寒为壬戌日，丁遇壬，故 1997 丁丑年为木运日干德符平气年。

2023 癸卯年，1 月 20 日大寒为戊寅日，癸遇戊，故 2023 癸卯年为火运日干德符平气年。

2037 丁巳年，1 月 20 日大寒为壬辰日，丁遇壬，故 2037 丁巳年为木运日干德符平气年。

2049 己巳年，1 月 19 日大寒为甲午日，己遇甲，故 2049 己巳年为土运日干德符平气年。

时干德符

将要交司的中运不及的年份，在交司时，若时干为阳干与要交司的中运合，为时干德符，中运由不及化为平气。

时干德符更少，本书不再列举。

月干德符

中运不及的年份，若遇月干为阳干与中运合，为月干德符。

中运不及，未见胜气而先遇月干符合，中运化为平气；若胜气发挥作用，复气也发挥作用后遇月干符合，中运得月干补充，中运从月干德符月起化为平气。胜气复气后详述。

干支纪年的干支纪月是固定的，见下表。

年份	月份											
	一月	二月	三月	四月	五月	六月	七月	八月	九月	十月	十一月	十二月
甲年	丙寅	丁卯	戊辰	己巳	庚午	辛未	壬申	癸酉	甲戌	乙亥	丙子	丁丑
乙年	戊寅	己卯	庚辰	辛巳	壬午	癸未	甲申	乙酉	丙戌	丁亥	戊子	己丑
丙年	庚寅	辛卯	壬辰	癸巳	甲午	乙未	丙申	丁酉	戊戌	己亥	庚子	辛丑
丁年	壬寅	癸卯	甲辰	乙巳	丙午	丁未	戊申	己酉	庚戌	辛亥	壬子	癸丑
戊年	甲寅	乙卯	丙辰	丁巳	戊午	己未	庚申	辛酉	壬戌	癸亥	甲子	乙丑
己年	丙寅	丁卯	戊辰	己巳	庚午	辛未	壬申	癸酉	甲戌	乙亥	丙子	丁丑
庚年	戊寅	己卯	庚辰	辛巳	壬午	癸未	甲申	乙酉	丙戌	丁亥	戊子	己丑
辛年	庚寅	辛卯	壬辰	癸巳	甲午	乙未	丙申	丁酉	戊戌	己亥	庚子	辛丑
壬年	壬寅	癸卯	甲辰	乙巳	丙午	丁未	戊申	己酉	庚戌	辛亥	壬子	癸丑
癸年	甲寅	乙卯	丙辰	丁巳	戊午	己未	庚申	辛酉	壬戌	癸亥	甲子	乙丑

故中运不及的年份总在固定的月份见月干德符而化为平气。

丁年总在正月见月干壬，丁年从正月立春起由木运不及化为木运平气。

乙年总在三月见月干庚，乙年从三月清明起由金运不及化为金运平气。

癸年总在五月见月干戊，癸年从五月芒种起由火运不及化为火运平气。

辛年总在七月见月干丙，辛年从七月立秋起由水运不及化为水运平气。

己年总在九月见月干甲，己年从九月寒露起由土运不及化为土运平气。

3. 中运不及得司天左右二间气相助而化为平气

癸丑、癸未年，中运火运不及，司天左间气少阳相火，右间气少阴君火，中运得司天左右二间气相助由不及化为平气。中运不及得司天左右二间气相助而化为平气仅此二年。

4. 中运太过被司天严重刑克而化为平气

庚寅年，中运金运太过，司天正化少阳相火，少阳相火猛烈，又为正化，故严重刑克中运，中运由金运太过化为金运平气。

中运太过被司天刑克的年份共有庚寅、庚申、庚子、庚午、戊辰、戊戌六年，而被司天严重刑克而化为平气的年份仅有庚寅年一年，其他五年虽司天刑克中运，中运也有所减弱，但并没有化为平气。

中运太过天刑运详述见后文。

日、时干德符平气是不固定的，六十年中固定的平气年共有九年，即岁会平气年丁卯、癸巳、己丑、己未、乙酉、辛亥六年，加癸丑、癸未、庚寅三年。

中运不及化为平气仅是指中运这一个层次的气化不及得到补充，并不是指中运合司天、在泉气化而言的，这一点需要特别理清楚。

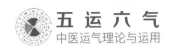

（四）中运太过、不及、平气称谓

中运太过、不及、平气，在《内经》中有特定的称谓，简要介绍如下。

木运太过称为发生之纪，火运太过称为赫曦之纪，土运太过称为敦阜之纪，金运太过称为坚成之纪，水运太过称为流衍之纪。

木运不及称为委和之纪，火运不及称为伏明之纪，土运不及称为卑监之纪，金运不及称为从革之纪，水运不及称为涸流之纪。

木运平气称为敷和之纪，火运平气称为升明之纪，土运平气称为备化之纪，金运平气称为审平之纪，水运平气称为静顺之纪。

（五）中运太过、不及化令象数标识

中运太过、不及，在《内经》中也用象数标识，具体标识如下。

中运太过，力量强，用五行成数标识；中运不及，力量弱，用五行生数标识。因五行土无成数，中运土运太过、不及，都用生数标识，如《素问·六元正纪大论篇第七十一》中讲："太过者其数成，不及者其数生，土常以生也。"

中运太过、不及象数标识，见下图。

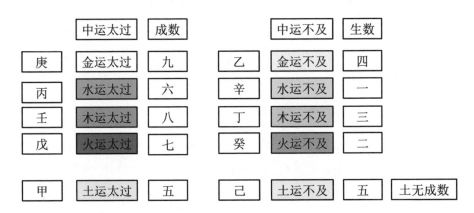

木令为风，火令为热，土令为湿为雨，金令为清为燥，水令为寒。

木运不及为风化三，木运太过为风化八；火运不及为热化二，火运太过为热化七；土运不及、太过均为雨化五或湿化五；金运不及为燥化四或清化四，金运太过为燥化九或清化九；水运不及为寒化一，水运太过为寒化六。此即中运所化之常数。

因土运太过、不及，均雨化五，故判断中运土运的强弱仍需看土运是太过还是不及，不能只看土化之常数。

（六）中运入通人体藏腑经络规律

中运入通人体哪些藏腑和经络，这是非常重要的一个问题，需要特别理清楚。确定中运入通人体哪些藏腑和经络，才能确知中运对人体会产生哪些影响。中运之气入通人体的藏腑经络有特定的规律，见下文。

《素问·五常政大论篇第七十》：

发生之纪，是为启陈。……其经足厥阴少阳，其藏肝脾。

赫曦之纪，是为蕃茂。……其经手少阴太阳，手厥阴少阳，其藏心肺。

敦阜之纪，是为广化。……其经足太阴阳明，其藏脾肾。

坚成之纪，是为收引。……其经手太阴阳明，其藏肺肝。

流衍之纪，是为封藏。……其经足少阴太阳，其藏肾心。

《内经》中有非常明确的定义：木运太过（发生之纪）是中运入肝、足厥阴肝经、足少阳胆经；火运太过（赫曦之纪）是入心、手少阴心经、手太阳小肠经、手厥阴心包经、手少阳三焦经；土运太过（敦阜之纪）入脾、足太阴脾经、足阳明胃经；金运太过（坚成之纪）是入肺、手太阴肺经、手阳明大肠经；水运太过（流衍之纪）是入肾、足少阴肾经、足太阳膀胱经。

上文中"发生之纪，是为启陈。……其经足厥阴少阳，其藏肝脾"中的"其藏肝脾"，前一个藏肝是木运太过所入之藏，后一个藏脾是木运太过所克之藏，不是木运太过所直入之藏。其他同此。

因藏腑为表里关系，五行相同，故中运太过入藏也同时入腑。

上述虽是指中运太过所入之藏腑经络，但中运入通人体五行同属性藏腑经络同样适用于中运不及和中运平气。

总结一下，中运入通人体藏腑经络的规律是入通五行同属性藏腑经络，即木入木，火入火、土入土、金入金、水入水。木运入通人体肝胆及肝经、胆经。火运入通人体心、小肠、心包、三焦及心经、小肠经、心包经、三焦经。土运入通人体脾、胃及脾经、胃经。金运入通人体肺、大肠及肺经、大肠经。水运入通人体肾、膀胱及肾经、膀胱经。

不论太过、不及、平气，中运均入通人体相应五行的藏腑与经络，并非只入藏不入腑。

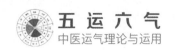

（七）五行气入通人体部位

中运除入通人体相应五行的藏腑与经络外，也会入通五行气入通人体的特定部位。五行气入通人体特定部位，是外界五行气与人体交通的一个极为重要的通道，几乎被历代医家所忽略。见下文。

《素问·金匮真言论篇第四》：

东风生于春，病在肝，俞在颈项；南风生于夏，病在心，俞在胸胁；西风生于秋，病在肺，俞在肩背；北风生于冬，病在肾，俞在腰股；中央为土，病在脾，俞在脊。

俞即外界五行气与人体五藏气交通传输的通道。

木气输入在颈项（脖子前面为颈，后面为项），肝气也敷布在颈项；火气输入在胸胁，心气也敷布在胸胁；金气输入在肩背，肺气也敷布在肩背；水气输入在腰股（股为大腿），肾气也敷布在腰股；土气输入在脊，脾气也敷布在脊。

这个五行气输入人体的通道，比之由经络输入人体的量要大得多，需要给予足够的重视，千万不可疏忽。下面略作介绍。

木气输入在颈项，木气过胜，输入颈项就会产生颈项强直的现象；木气不足，肝气虚弱，颈项部位的木气敷布不足，颈项会为金气所侵入，颈项即会僵硬，而咽喉会因金气收凝水分、木气敷布津液不足而干燥，产生咽干的现象。

火气输入在胸胁，火气过胜，会产生胸胀、胸痛，胸胁部位出红疹等现象；火气不足，心气虚弱，胸胁部位的火气敷布不足，会有前胸凉、怕冷、胸闷等现象。

金气输入在肩背，金气过胜，肩背部位肌肉就会比较紧，容易有肩背痛、肩背拉紧、肩周炎等现象，特别是右肩胛骨内侧围绕肩胛骨的缝内筋会比较僵硬，那部位常会不舒服；金气不足，肩背部位的金气敷布不足，则肩背容易出红疹、长痘，甚至肩背皮肤有热感的现象。

水气输入在腰股，水气过胜，输入腰部就容易产生腰酸、腰痛，甚至腰部感觉凉、冷，也容易产生腰椎间盘突出、骶骨部位酸痛等现象；输入大腿，容易侵入大腿的外侧之胃经、胆经及内侧之脾经，导致大腿胆经、胃经、脾经经筋肌肉较为僵硬，右侧常比左侧严重。大腿内侧之肝经、肾经及背侧之膀胱经经筋肌肉，水气侵入后受影响的程度比胃经、胆经、脾经部位轻得多。水气不足，腰部肌肉内部津液容易被火气灼干，肌肉容易纤维化，从而易产生经常腰酸的症状。

土气输入在脊，土气过胜，输入脊柱，容易产生强直性脊柱炎，若结合其他因素，则可能产生脊髓炎、脊髓空洞症等脊柱脊髓疾病。土气不足，则脊柱部位气虚，人容易驼背，身体头重脚轻。

（八）中运不及、太过所灾宫位

中运不及，中运相应五方运宫位即洛书宫位化令不足，相应洛书宫位先受灾，中运相应入通藏腑经络受病，而后由此宫位逐渐蔓延。

木运不及，灾三宫，肝胆病；火运不及，灾九宫，心小肠病；土运不及，灾五宫，脾胃病；金运不及，灾七宫，肺大肠病；水运不及，灾一宫，肾膀胱病。

中运太过，中运相应五方运宫位化令过甚，相应洛书宫位也会先受灾，不过是中运所克藏腑受病，而后由此宫位逐渐蔓延。

木运太过，灾三宫，脾胃病；火运太过，灾九宫，肺大肠病；土运太过，灾五宫，肾膀胱病；金运太过，灾七宫，肝胆病；水运太过，灾一宫，心小肠病。

（九）中运合化特殊年份

五运六气中运与司天、在泉相配，以三十年为一个小周期；中运分太过、不及，又以六十年为一个大周期。六十年中有一些特殊的年份需了解：天符、岁会、正岁会、太一天符、同天符、同岁会、天刑运。分别介绍如下。

1. 天符年

中运与司天同气，称为天符。六十年中，天符有十二年。中运太过与司天同气之天符年有六年，中运不及与司天同气之天符年有六年。

中运太过之天符年六年

戊午年，中运火运太过，司天少阴君火，中运与司天同为火。

戊子年，中运火运太过，司天少阴君火，中运与司天同为火。

戊寅年，中运火运太过，司天少阳相火，中运与司天同为火。

戊申年，中运火运太过，司天少阳相火，中运与司天同为火。

丙辰年，中运水运太过，司天太阳寒水，中运与司天同为水。

丙戌年，中运水运太过，司天太阳寒水，中运与司天同为水。

中运不及之天符年六年

丁巳年，中运木运不及，司天厥阴风木，中运与司天同为木。

丁亥年，中运木运不及，司天厥阴风木，中运与司天同为木。

己丑年，中运土运不及，司天太阴湿土，中运与司天同为土。

己未年，中运土运不及，司天太阴湿土，中运与司天同为土。

乙卯年，中运金运不及，司天阳明燥金，中运与司天同为金。

乙酉年，中运金运不及，司天阳明燥金，中运与司天同为金。

2. 岁会年

中运与地支方位五行相同，称为岁会，也称为支符。六十年中，岁会有十二年。中运太过之岁会年有六年，中运不及之岁会年有六年。中运不及之岁会六年，前文已述，下面介绍中运太过之岁会六年。

中运太过岁会六年

壬寅年，中运木运太过，寅为东方木，中运与地支同为木。

戊午年，中运火运太过，午为南方火，中运与地支同为火。

甲辰年，中运土运太过，辰为四维土，中运与地支同为土。

甲戌年，中运土运太过，戌为四维土，中运与地支同为土。

庚申年，中运金运太过，申为西方金，中运与地支同为金。

丙子年，中运水运太过，子为北方水，中运与地支同为水。

3. 正岁会

岁会中地支为四方正位及四维土为正岁会。中运太过正岁会有戊午、丙子、甲辰、甲戌四年，中运不及正岁会有丁卯、乙酉、己丑、己未四年。

4. 太一天符

既为天符，又为岁会，称为太一天符。

六十年中太一天符共有四年，即戊午、乙酉、己丑、己未。

5. 同天符

中运太过与在泉同气称为同天符。六十年中同天符有六年。

同天符六年

甲辰年，中运土运太过，在泉太阴湿土，中运与在泉同为土。

甲戌年，中运土运太过，在泉太阴湿土，中运与在泉同为土。

壬寅年，中运木运太过，在泉厥阴风木，中运与在泉同为木。

壬申年，中运木运太过，在泉厥阴风木，中运与在泉同为木。

庚子年，中运金运太过，在泉阳明燥金，中运与在泉同为金。

庚午年，中运金运太过，在泉阳明燥金，中运与在泉同为金。

6. 同岁会

中运不及与在泉同气称为同岁会。六十年中同岁会有六年。

同岁会六年

辛丑年，中运水运不及，在泉太阳寒水，中运与在泉同为水。

辛未年，中运水运不及，在泉太阳寒水，中运与在泉同为水。

癸巳年，中运火运不及，在泉少阳相火，中运与在泉同为火。

癸亥年，中运火运不及，在泉少阳相火，中运与在泉同为火。

癸卯年，中运火运不及，在泉少阴君火，中运与在泉同为火。

癸酉年，中运火运不及，在泉少阴君火，中运与在泉同为火。

7. 天刑运

司天克中运为天刑运。六十年中中运太过天刑运有六年，中运不及天刑运有六年。

中运太过天刑运六年

庚子年，中运金运太过，司天少阴君火，司天火克中运金。

庚午年，中运金运太过，司天少阴君火，司天火克中运金。

庚寅年，中运金运太过，司天少阳相火，司天火克中运金。

庚申年，中运金运太过，司天少阳相火，司天火克中运金。

戊辰年，中运火运太过，司天太阳寒水，司天水克中运火。

戊戌年，中运火运太过，司天太阳寒水，司天水克中运火。

中运不及天刑运六年

丁卯年，中运木运不及，司天阳明燥金，司天金克中运木。

丁酉年，中运木运不及，司天阳明燥金，司天金克中运木。

己巳年，中运土运不及，司天厥阴风木，司天木克中运土。

己亥年，中运土运不及，司天厥阴风木，司天木克中运土。

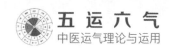

辛丑年，中运水运不及，司天太阴湿土，司天土克中运水。

辛未年，中运水运不及，司天太阴湿土，司天土克中运水。

（十）中运交司时间

1. 中运太过、不及、平气运年交司时间

中运太过有三十年，中运不及有三十年。中运太过，中运在大寒前十三天交司；中运不及，中运在大寒后十三天交司。

中运不及三十年中有十三年为平气运年。

中运平气运是指中运不及得司天、在泉、正位地支相助，中运由在大寒后十三天交司提前至大寒日交司。中运平气运，意为与司天之气同一天交司的中运。

中运交司日见《玄珠密语·卷之五·占候气运纪篇·太过运二十四法》："诸运来有日，气运至有时刻，故太过来早十三日，不及来晚十三日，平气运与司天同日。"另有《天元玉册·卷之八·求运交日之法》载："太过先至十三日，不及后至十三日。运来之日，在天交司日前后各十三日，或同交司日，齐天至者，每岁交司日之于天正日后交司。天正即子正冬至，日后即日正大寒日，天六司也。即大寒日，计建丑也，此日气终尽，即天德初气之始。"

中运平气指中运这一层气化由不及或太过化为平气，中运平气不代表中运与司天同一天交司，中运平气并不能等同于中运平气运。

中运平气运年有中运不及得司天相助之天符六年，中运不及得在泉相助之同岁会六年，中运不及得正位地支相助之正岁会乙酉、己丑、己未、丁卯四年，乙酉、己丑、己未也为天符年，故中运平气运年共十三年。

中运不及有三十年，其中十三年为中运平气运年，中运不及实有十七年。

2. 举例

2017 丁酉年中运木运不及，则中运在 1 月 20 日大寒后十三日即 2 月 1 日交司。2 月 1 日前为 2016 丙申年中运水运太过，2 月 1 日起转变为 2017 丁酉年中运木运不及。

2018 戊戌年中运火运太过，则中运在 1 月 20 日大寒前十三日即 1 月 8 日交司。1 月 8 日前为 2017 丁酉年中运木运不及，1 月 8 日起转变为 2018 戊戌年中运火运太过。

1979 己未年为平气运年，中运则在 1979 年 1 月 20 日大寒日由 1978 年的火运太过转为 1979 年的土运平气。

（十一）中运太过、不及、平气运气化类别

中运太过，中运的力量强，中运在交司时只有一种气；中运太过天刑运之年，中运的力量减弱，但中运的力量仍比中运平气要强一些，中运在交司时仍是一种气。

中运不及，中运在交司时同时存在三种气，一为当年的中运之气，二为胜气，三为复气。胜气为克中运之气，复气为克胜气之气。如木运不及，中运即有木气、金气、火气三种气。木运不及，金胜气克木，火复气克金。火为木子，子复母仇，故称复气。中运不及，在一年气化中有胜气、复气出现。

中运平气运，仅指中运同司天在大寒日交司，交司时中运没有胜气、复气同时出现，只有一种气，但并不能代表中运在交司后的一年气候变化中一定没有胜气、复气出现。

二、中运交司气象

中运之气与二十八星宿间五天五色之气交感通应，与二十八星宿间五天五色之气同年主政。二十八星宿间五天五色之气强，地球中运之气即强；五天五色之气弱，地球中运之气即弱。但中运之气由于受司天、在泉、天干、地支五行气的影响，地球中运交司时气象运行规律同五天五色之气交司时气象的运行规律有所不同，会有更复杂的变化。下面进行对比叙述，以了解地球中运交司时气象的复杂变化，从而更容易理解后一节中介绍的中运气化与致病规律。

（一）中运交司时气象始终点

地球中运之气交司时是从当年天干所寄地支分起首，至当年地支分。

中运十天干寄地支位：甲寄在寅，乙寄在辰，丙寄在巳，丁寄在未，戊寄在巳，己寄在未，庚寄在申，辛寄在戌，壬寄在亥，癸寄在丑。

中运天干寄位地支见下图。

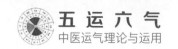
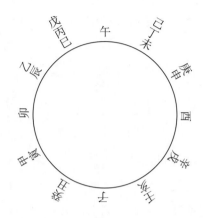

（二）五天五色气交司时气象始终点

二十八星宿间五天五色气正常是由当年天干分二宿起首，横流至当年地支分二宿而终。另有十年干支同位，五天五色气起于当年地支分二宿，因干支同位，彰而不横流，仍伏在当年地支分二宿。

1. 五天五色气十天干寄地支位

五天五色气十天干寄地支位：甲寄在寅，乙寄在辰，丙寄在巳，丁寄在未，戊寄在戌，己寄在巳，庚寄在申，辛寄在戌，壬寄在亥，癸寄在丑。天干不寄子、午、卯、酉四正之位。

五天五色气天干寄位地支见下图。

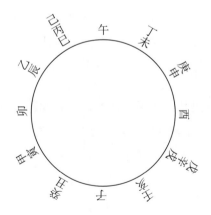

2. 四年天干不寄地支

壬子年壬归子位，不寄于亥，其他壬年均寄位在亥；丙午年丙归午位，不寄于巳，其他丙年均寄位在巳；乙卯年乙归卯位，不寄在辰，其他乙年均寄位在辰；辛酉年辛归酉位，不寄在戌，其他辛年均寄位在戌。

十二地支分星宿如下图。

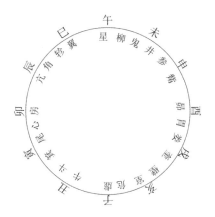

（三）六十年中运与五天五色气交司时始终气象详述

以下分述六十年中运与五天五色之气横流始终及气象。

1. 六甲年五天五色气至时气象

甲寅年，甲寄位在寅，支干同位，黅天之气至时，黄气在地支寅分尾箕二宿彰显而后隐伏。

甲子、甲午、甲申、甲辰、甲戌年，黅天之气至时，黄气由甲分心尾二宿起首，至于当年地支分二宿。见下图。

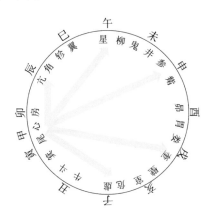

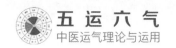
2. 六甲年中运交时气象

甲子年，运交时，在寅位先有青气见，见毕有黄气自甲横流至子，色深行疾。

寅位先出之青气为甲方位五行木气，后见黄气为甲年中运土气。色深行疾，是表示中运太过，土气量大，力量强盛，且运行速度快。下同此。

甲午年，运交时，在寅位先有青气见，见毕有黄气自甲横流至午，色深行疾。

甲辰年，运交时，在寅位先有青气见，见毕有黄气自甲横流至辰，色深行疾。

甲戌年，运交时，在寅位先有青气见，见毕有黄气自甲横流至戌，色深行疾。

甲申年，运交时，在寅位先有青气见，见毕有黄气自甲横流至申，色深行疾。

甲子、甲午、甲辰、甲戌、甲申年运交时气象见下图。

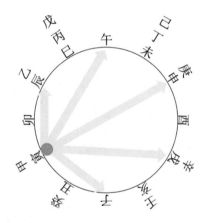

甲寅年，运交时，在寅位先有青气见，见毕有黄气自甲上冲天，甲寅同位，故不横流。

甲寅年运交时气象见下图。

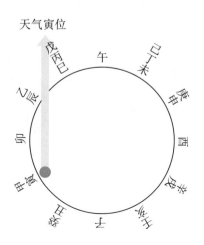

3. 六己年五天五色气至时气象

己巳年，己寄位在巳，支干同位，黔天之气至时，黄气在地支巳分翼轸二宿彰显而后隐伏。

己亥、己丑、己未、己卯、己酉年，黔天之气至时，黄气由己分角轸二宿起首，至于当年地支分二宿。见下图。

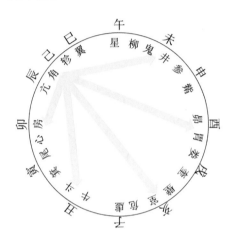

4. 六己年中运交时气象

己卯年，运交时，在未位先有紫气见，见毕有黄气自己横流至卯。其色淡，其行迟。青气并来，木胜即甚，后来木胜即微。次后有白气，来大即金复大，来小即金复小。

未位先出之紫气为己方位五行土气（因未位土中有火，故为紫气），后见黄气为己年中运土气。己年五天之气在辰巳间起首，而中运则在未分起首。色淡行迟，表示中运不及，土气力量弱，运行速度慢。中运不及有胜复，青气并来，是克中运土运不及之木气；若同中运一起出现，胜气盛大；若在中运来后出现，胜气微弱。青气来后有白气，为木胜而后有金复，白气来时量大，金气复即盛，白气来时量小，金气复即微。下同此。

己酉年，运交时，在未位先有紫气见，见毕有黄气自己横流至酉。青气并来，木胜即甚，后来木胜即微。次后有白气，来大即金复大，来小即金复小。

己巳年，运交时，在未位先有紫气见，见毕有黄气自己横流至巳。青气并来，木胜即甚，后来木胜即微。次后有白气，来大即金复大，来小即金复小。

己亥年，运交时，在未位先有紫气见，见毕有黄气自己横流至亥。青气并来，木胜即甚，后来木胜即微。次后有白气，来大即金复大，来小即金复小。

己卯、己酉、己巳、己亥年运交时气象见下图。

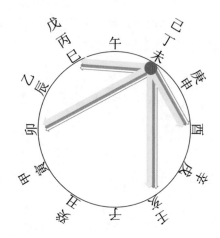

己丑、己未年为天符年，中运为平气运，中运交时没有胜气和复气并来。

己未年，运交时，在未位先有紫气见，见毕有黄气上起冲天，天有黄气相接。

己未年运交时气象见下图。

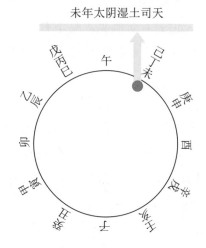

己丑年，运交时，在未位先有紫气见，见毕有黄气自己横流至丑，天有黄气相合。

己丑年运交时气象见下图。

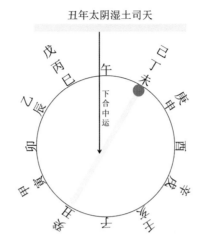

5. 六庚年五天五色气至时气象

庚申年，庚寄位在申，支干同位，素天之气至时，白气在地支申分觜参二宿彰显而后隐伏。

庚寅、庚子、庚午、庚辰、庚戌年，素天之气至时，白气由庚分毕觜二宿起首，至于当年地支分二宿。见下图。

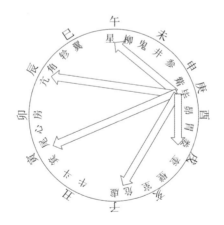

6. 六庚年中运交时气象

庚戌年，运交时，在申位只有白气，自庚横流至戌，色深行疾。

庚方位五行为金为白气，庚年中运金运太过，也为白气，庚寄位在申，故在申位只有白气。色深行疾，是表示中运太过，金气量大，力量强盛，且运行速度快。下同此。

庚辰年，运交时，在申位只有白气，自庚横流至辰，色深行疾。

庚辰、庚戌年运交时气象见下图。

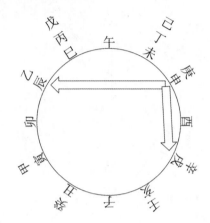

庚子年，运交时，在申位只有白气，自庚横流至子而终，终有天见赤气来刑于金气。

庚午年，运交时，在申位只有白气，自庚横流至午而终，终有天见赤气来刑于金气。

庚子、庚午年为天刑运，故中运金气有所减弱，中运不得盛。

庚子、庚午年运交时气象见下图。

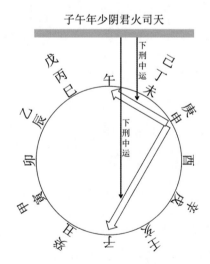

庚寅年，运交时，在申位只有白气，自庚横流至寅而终，终有天见赤气来刑于金气。

庚申年，运交时，在申位只有白气，直起冲天，不横流，终有天见赤气来刑于金气。

庚寅、庚申年为天刑运，故中运金气有所减弱，中运不得盛。

庚寅、庚申年运交时气象见下图。

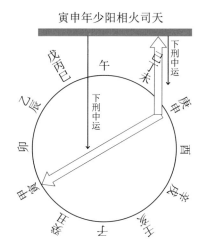

7. 六乙年五天五色气至时气象

乙卯年，乙归卯位，支干同位，素天之气至时，白气在地支卯分房心二宿彰显而后隐伏。

乙酉、乙巳、乙亥、乙丑、乙未年，素天之气至时，白气由乙分亢氐二宿起首，至于当年地支分二宿。见下图。

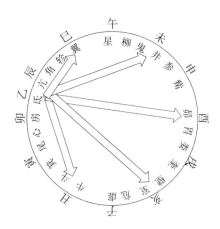

8. 六乙年中运交时气象

乙丑年，运交时，在辰位先有绿气见，见毕有白气自乙横流至丑。其色淡，其行迟。赤气并来，火胜即甚，后来火胜即微。次后有黑气，来大即水复大，来小即水复小。

辰位先出之绿气为乙方位五行木气，后见白气为乙年中运金气。色淡行迟，表示中运不及，金气力量弱，运行速度慢。中运不及有胜复，赤气并来，是克中运金运不及之火气；若同中运之气一起出现，胜气盛大；若在中运来后出现，胜气微弱。赤气来后有黑气，为火胜而后有水复，黑气来时量大，水气复即盛；黑气来时量小，水气复即微。下同此。

乙未年，运交时，在辰位先有绿气见，见毕有白气自乙横流至未。其色淡，其行迟。赤气并来，火胜即甚，后来火胜即微。次后有黑气，来大即水复大，来小即水复小。

乙巳年，运交时，在辰位先有绿气见，见毕有白气自乙横流至巳。其色淡，其行迟。赤气并来，火胜即甚，后来火胜即微。次后有黑气，来大即水复大，来小即水复小。

乙亥年，运交时，在辰位先有绿气见，见毕有白气自乙横流至亥。其色淡，其行迟。赤气并来，火胜即甚，后来火胜即微。次后有黑气，来大即水复大，来小即水复小。

乙丑、乙未、乙巳、乙亥年运交时气象见下图。

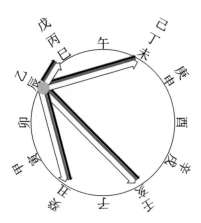

乙卯年，运交时，在辰位先有绿气见，见毕有白气自乙横流至卯，天有白气相合。

乙酉年，运交时，在辰位先有绿气见，见毕有白气自乙横流至酉，天有白气相合。

乙卯、乙酉为天符之年，中运平气运，中运交时没有胜气和复气并来。

乙卯、乙酉年运交时气象见下图。

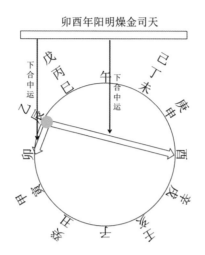

9. 六丙年五天五色气至时气象

丙午年，丙归午位，支干同位，玄天之气至时，黑气在地支午分柳星二宿彰显而后隐伏。

丙子、丙辰、丙戌、丙寅、丙申年，玄天之气至时，黑气由丙分张翼二宿起首，至于当年地支分二宿。见下图。

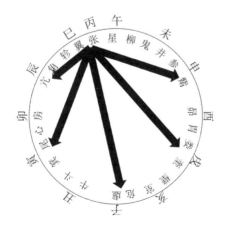

10. 六丙年中运交时气象

丙子年，运交时，在巳位先有赤气见，见毕有黑气自丙横流至子，色深行疾。

巳位先出之赤气为丙方位五行火气，后见黑气为丙年中运水气。色深行疾，

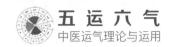

是表示中运太过，力量强盛，且运行速度快。下同此。

丙午年，运交时，在巳位先有赤气见，见毕有黑气自丙横流至午，色深行疾。

丙辰年，运交时，在巳位先有赤气见，见毕有黑气自丙横流至辰，色深行疾。

丙戌年，运交时，在巳位先有赤气见，见毕有黑气自丙横流至戌，色深行疾。

丙寅年，运交时，在巳位先有赤气见，见毕有黑气自丙横流至寅，色深行疾。

丙申年，运交时，在巳位先有赤气见，见毕有黑气自丙横流至申，色深行疾。

丙子、丙午、丙辰、丙戌、丙寅、丙申年运交时气象见下图。

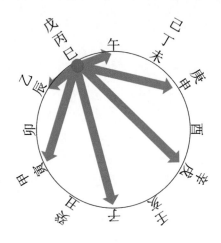

11. 六辛年五天五色气至时气象

辛酉年，辛归酉位，支干同位，玄天之气至时，黑气在地支酉分胃昴二宿彰显而后隐伏。

辛卯、辛巳、辛亥、辛丑、辛未年，玄天之气至时，黑气由辛分娄胃二宿起首，至于当年地支分二宿。见下图。

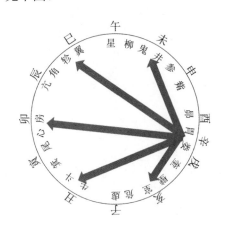

12. 六辛年中运交时气象

辛卯年，运交时，在戌位先有温白气见，见毕有黑气自辛横流至卯。其色淡，其行迟。黄气并来，土胜即甚，后来土胜即微。次后有青气，来大即木复大，来小即木复小。

戌位先出之温白气为辛方位五行金气，后见黑气为辛年中运水气。色淡行迟，表示中运不及，水气力量弱，运行速度慢。中运不及有胜复，黄气并来，是克中运水运不及之土气；若同中运之气一起出现，胜气盛大；若在中运来后出现，胜气微弱。黄气来后有青气，为土胜而后木复，青气来时量大，木气复即盛；青气来时量小，木气复即微。下同此。

辛酉年，运交时，在戌位先有温白气见，见毕有黑气自辛横流至酉。其色淡，其行迟。黄气并来，土胜即甚，后来土胜即微。次后有青气，来大即木复大，来小即木复小。

辛巳年，运交时，在戌位先有温白气见，见毕有黑气自辛横流至巳。其色淡，其行迟。黄气并来，土胜即甚，后来土胜即微。次后有青气，来大即木复大，来小即木复小。

辛亥年，运交时，在戌位先有温白气见，见毕有黑气自辛横流至亥。其色淡，其行迟。黄气并来，土胜即甚，后来土胜即微。次后有青气，来大即木复大，来小即木复小。

辛卯、辛酉、辛巳、辛亥年运交时气象见下图。

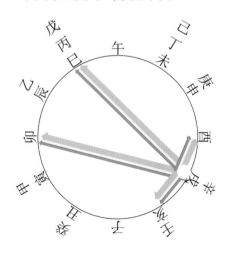

辛丑年，运交时，在戌位先有温白气见，见毕有黑气自辛横流至丑，地有黑气相合。

辛未年，运交时，在戌位先有温白气见，见毕有黑气自辛横流至未，地有黑气相合。

辛丑、辛未年，为同岁会年，中运为平气运，运交时没有胜气和复气并来。

辛丑、辛未年运交时气象见下图。

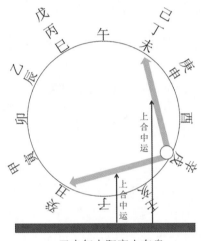

丑未年太阳寒水在泉

13. 六壬年五天五色气至时气象

壬子年，壬归子位，支干同位，苍天之气至时，青气在地支子分虚危二宿彰显而后隐伏。

壬午、壬寅、壬申、壬辰、壬戌年，苍天之气至时，青气由壬分危室二宿起首，至于当年地支分二宿。见下图。

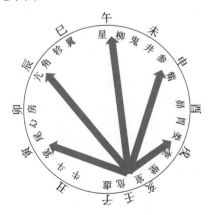

14. 六壬年中运交时气象

壬子年，运交时，在亥位先有黑气见，见毕有青气自壬横流至子，色深行疾。

亥位先出之黑气为壬方位五行水气，青气为壬年中运木气。色深行疾，是表示中运太过，木气量大，力量强盛，且运行速度快。下同此。

壬午年，运交时，在亥位先有黑气见，见毕有青气自壬横流至午，色深行疾。

壬辰年，运交时，在亥位先有黑气见，见毕有青气自壬横流至辰，色深行疾。

壬戌年，运交时，在亥位先有黑气见，见毕有青气自壬横流至戌，色深行疾。

壬寅年，运交时，在亥位先有黑气见，见毕有青气自壬横流至寅，色深行疾。

壬申年，运交时，在亥位先有黑气见，见毕有青气自壬横流至申，色深行疾。

壬子、壬午、壬辰、壬戌、壬寅、壬申年运交时气象见下图。

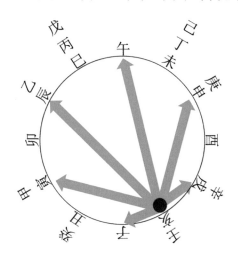

15. 六丁年五天五色气至时气象

丁未年，丁寄位在未，支干同位，苍天之气至时，青气在地支未分井鬼二宿彰显而后隐伏。

丁丑、丁巳、丁亥、丁卯、丁酉年，苍天之气至时，青气由丁分鬼柳二宿起首，至于当年地支分二宿。见下图。

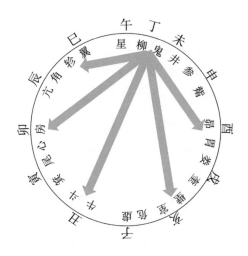

16. 六丁年中运交时气象

丁丑年，运交时，在未位先有红气见，见毕有青气自丁横流至丑。其色淡，其行迟。若白气并来，金胜即甚，若后来金胜即微。白气来后有赤气，来大即火复大，来小即火复小。

未位先出之红气为丁方位五行火气，后见青气为丁年中运木气。色淡行迟，表示中运不及，木气力量弱，运行速度慢。中运不及有胜复，白气并来，是克中运木运不及之金气，若同中运之气一起出现，胜气盛大；若在中运来后出现，胜气微弱。白气来后有赤气，为金胜而后有火复，赤气来时量大，火气复即盛；赤气来时量小，火气复即微。下同此。

丁未年，运交时，在未位先有红气见，见毕有青气上起不横流。丁本在未，故不横流。若白气并来，金胜即甚，若后来金胜即微。白气来后有赤气，来大即火复大，来小即火复小。

丁酉年，运交时，在未位先有红气见，见毕有青气自丁横流至酉。其色淡，其行迟。若白气并来，金胜即甚，若后来金胜即微。白气来后有赤气，来大即火复大，来小即火复小。

丁丑、丁未、丁酉年运交时气象见下图。

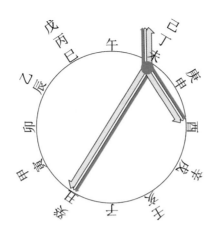

丁巳年，运交时，在未位先有赤气见，见毕有青气自丁横流至巳，天有青气相合。

丁亥年，运交时，在未位先有赤气见，见毕有青气自丁横流至亥，天有青气相合。

丁巳、丁亥年为天符之年，中运平气运，中运交时没有胜气和复气并来。

丁巳、丁亥年运交时气象见下图。

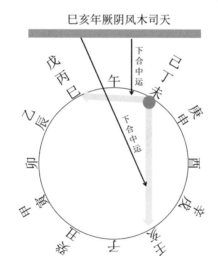

巳亥年厥阴风木司天

丁卯年，运交时，在未位先有赤气见，见毕有青气自丁横流至卯，卯上别有青气相迎。

丁卯年，为正岁会年，中运平气运，运交时没有胜气和复气并来。

丁卯年运交时气象见下图。

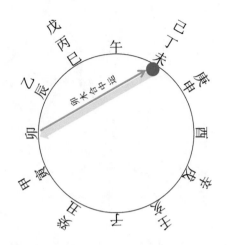

17. 六戊年五天五色气至时气象

戊戌年，戊寄位在戌，丹天之气至时，赤气在地支戌分奎娄二宿彰显而后隐伏。

戊辰、戊子、戊午、戊寅、戊申年，丹天之气至时，赤气由戌分奎壁二宿起首，至于当年地支分二宿。见下图。

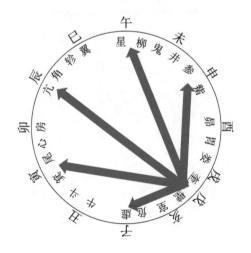

18. 六戊年中运交时气象

戊子年，运交时，在巳位先有黄气见，见毕有赤气自戌横流至子，色深行疾。

巳位先出之气黄气为戊方位五行土气，后见赤气为戊年中运火气。戊年五天五色之气在戌亥间起首，中运在巳分起首。色深行疾，是表示中运太过，火气量大，力量强盛，且运行速度快。下同此。

戊午年，运交时，在巳位先有黄气见，见毕有赤气自戊横流至午，色深行疾。

戊寅年，运交时，在巳位先有黄气见，见毕有赤气自戊横流至寅，色深行疾。

戊申年，运交时，在巳位先有黄气见，见毕有赤气自戊横流至申，色深行疾。

戊子、戊午、戊寅、戊申年运交时气象见下图。

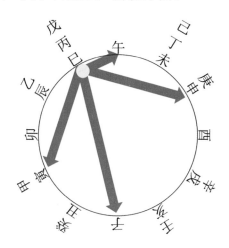

戊辰年，运交时，在巳位先有黄气见，见毕有赤气自戊横流至辰乃终，终有黑气在天，下刑火气。

戊戌年，运交时，在巳位先有黄气见，见毕有赤气自戊横流至戌乃终，终有黑气在天，下刑火气。

戊辰、戊戌，为天刑运之年，中运火运太过力量有所减弱。

戊辰、戊戌年运交时气象见下图。

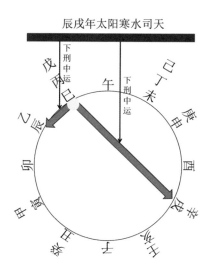

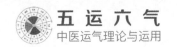

19. 六癸年五天五色气至时气象

癸丑年，癸寄位在丑，支干同位，丹天之气至时，赤气在地支丑分斗牛二宿彰显而后隐伏。

癸未、癸巳、癸亥、癸卯、癸酉年，丹天之气至时，赤气由癸分牛女二宿起首，至于当年地支分二宿。见下图。

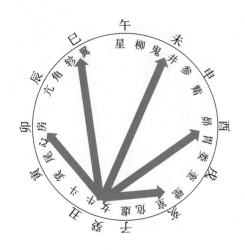

20. 六癸年中运交时气象

癸未年，运交时，在丑位先有碧气见，见毕有赤气自癸横流至未。其色淡，其行迟。若黑气并来，水胜即甚，若后来水胜即微。黑气来后有黄气，来大即土复大，来小即土复小。

丑位先出之碧气为癸方位五行水气（注：黑中透绿为碧色），后见赤气为癸年中运火气。色淡行迟，表示中运不及，火气力量弱，运行速度慢。中运不及有胜复，黑气并来，是克中运火运不及之水气，若同中运之气一起出现，胜气盛大；若在中运来后出现，胜气微弱。黑气来后有黄气，为水胜而后有土复，黄气来时量大，土气复即盛；黄气来时量小，土气复即微。下同此。

癸未年运交时气象见下图。

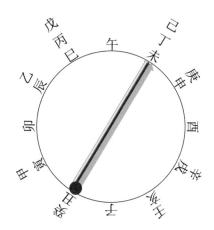

癸丑年，运交时，在丑位先有碧气见，见毕有赤气直起冲天，癸丑同位，故不横流。其色淡。若黑气并来，水胜即甚，若后来水胜即微。黑气来后有黄气，来大即土复大，来小即土复小。

癸丑年运交时气象见下图。

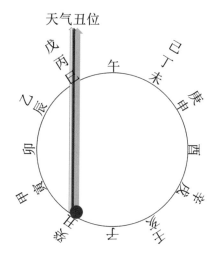

癸卯年，运交时，在丑位先有碧气见，见毕有赤气自癸横流至卯，地有赤气相合。

癸酉年，运交时，在丑位先有碧气见，见毕有赤气自癸横流至酉，地有赤气相合。

癸卯、癸酉年，为同岁会年，中运为平气运，运交时没有胜气和复气并来。

癸卯、癸酉年运交时气象见下图。

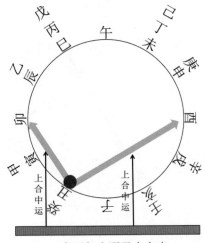

卯酉年少阴君火在泉

癸巳年,运交时,在丑位先有碧气见,见毕有赤气自癸横流至巳,地有赤气相合。

癸亥年,运交时,在丑位先有碧气见,见毕有赤气自癸横流至亥,地有赤气相合。

癸巳、癸亥年,为同岁会年,中运为平气运,运交时没有胜气和复气并来。

癸巳、癸亥年运交时气象见下图。

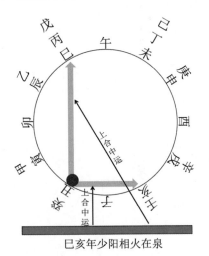

巳亥年少阳相火在泉

三、中运气化及致病规律简介

(一)中运太过气化及致病规律

中运太过,化令盛,伤己所胜藏腑,过盛则自伤。

木运太过,木气旺,风化八,风气盛,木伤土,脾胃受病;风气过盛,肝胆自伤。

火运太过，火气旺，热化七，热气盛，火伤金，肺大肠受病；热气过盛，心小肠自伤。

土运太过，土气旺，雨化五，湿气盛，土伤水，肾膀胱受病；湿气过盛，脾胃自伤。

水运太过，水气旺，寒化六，寒气盛，水伤火，心小肠受病；寒气过盛，肾膀胱自伤。

金运太过，金气盛，燥化九，燥气盛，金伤木，肝胆受病；燥气过盛，肺大肠自伤。

本书中所述运气各层次所致藏腑受病，均是藏腑系统受病，并非单独藏腑实体器官受病。例如，肝藏受病，是包含肝藏实体器官、肝藏生的力量所涉及的所有功能、肝藏经络、肝藏经筋、肝藏所应两胁等。

（二）中运不及气化及致病规律

中运不及，化令衰，中运所入藏腑自衰。中运有胜复气，胜气来，中运所入藏腑受病，复气来，克中运之气所入藏腑受病。

木运不及，木气衰，风化三，风气少，肝胆自弱；燥气胜，金刑木，肝胆受病，灾三宫；火气复，火刑金，肺大肠受病。

火运不及，火气衰，热化二，热气少，心小肠自弱；寒气胜，水刑火，心小肠受病，灾九宫；土气复，土刑水，肾膀胱受病。

土运不及，土气衰，雨化五，湿气少，脾胃自弱；风气胜，木刑土，脾胃受病，灾五宫；金气复，金刑木，肝胆受病。

金运不及，金气衰，清化四，清气少，肺大肠自弱；热气胜，火刑金，肺大肠受病，灾七宫；水气复，水刑火，心小肠受病。

水运不及，水气衰，寒化一，寒气少，肾膀胱自弱；湿气胜，土刑水，肾膀胱受病，灾一宫；木气复，木刑土，脾胃受病。

（三）中运平气气化及致病规律

中运平气，则中运的力量不过盛、不过衰，化令较为均衡，藏腑气化均衡，中运导致的疾病相对少些。

岁会平气、干德符平气、中运得司天左右二间气相助平气，中运相应藏腑仍存在一定程度的虚弱，仍会受病，不过比中运不及要轻微。

岁会（支符）平气，中运所克藏腑仍受病但不重。

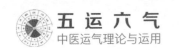

中运被司天之气严重刑克而化为平气的庚寅年，中运金仍会伤肝胆，只是伤的程度比中运太过要轻微得多。

（四）特殊年份气化及致病规律

天符、岁会、太一天符、同天符、同岁会气化致病规律

《素问·六微旨大论篇第六十八》：

天符为执法，岁位为行令（岁位即岁会），太一天符为贵人。……中执法者，其病速而危；中行令者，其病徐而持；中贵人者，其病暴而死。

天符年气化中运合司天同化，气化甚，致病快速而危险，中运太过之六天符年致病更为严重，中运不及之六天符年致病较中运太过之天符年为轻。岁会年中运得地支相助，化令加强，所致疾病缓慢而持久。太一天符四年致病速度更快，极易产生暴死现象。同天符六年致病程度与天符年相同，也是快速而危险。同岁会六年致病与岁会年相同，致病缓慢而持久。

（五）六十年中运气化及致病详述

1. 六甲年

甲子年　甲午年　甲辰年　甲戌年　甲申年

中运土运太过，为敦阜之纪，雨化五，湿令过多，湿气伤肾，久及膀胱。湿气甚，脾胃自伤。湿气若太甚，水之子木来复土，木来刑土，脾胃病。如下文。

《玄珠密语·卷之二·运符天地纪篇》：

甲子，中土运太宫，其名曰敦阜。土行雨化，即岁中湿令过多，气伤肾藏，受病久及膀胱。鳞虫不资，倮虫太盛。脾气之盛也，民病腹痛，清厥、意不乐、体重、烦冤、上应镇星。甚则肌肉痿，足痿不收，行善瘈，脚下痛，饮发中满，食减，四肢不举。变生得位，藏气伏，化气独治之，泉涌河衍，涸泽生鱼；风雨大至，土崩溃，鳞见于陆，病腹满溏泄，肠鸣，反下甚。雨化五。此土太过之令也，甲午之年，化令同。

"民病腹痛，清厥、意不乐、体重、烦冤"为湿气伤肾；"甚则肌肉痿，足痿不收，行善瘈，脚下痛，饮发中满，食减，四肢不举"为湿气甚而脾胃自伤；"变生得位，藏气伏，化气独治之，泉涌河衍，涸泽生鱼"为湿气过甚；"风雨大至，土崩溃，鳞见于陆"为湿气过甚而木复；"病腹满溏泄，肠鸣，反下甚"为木复木伤

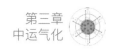

土而脾胃病。

中运太过年份，复气不一定会发生。只有中运过甚时才有复气发生，中运虽太过，但没过甚，复气则不发生。如《素问·五常政大论篇第七十》中所述："不恒其德，则所胜来复；政恒其理，则所胜同化。"

中运太过，即便同样的干支年份，中运的力量也是不完全相同的。例如 1984 年甲子年的中运太过之土气与 1924 年甲子年的中运太过之土气，并不是力量完全相同的。

其他中运太过年份复气发作与否规律同此。

甲辰、甲戌，同天符年，岁中土气更胜，土克水更重，肾膀胱受病更重，脾胃自伤也更严重。

甲寅年

中运土运太过，为敦阜之纪，雨化五。寅为木，寅木刑土，中运土气减弱，湿令减弱，肾膀胱不伤，即使伤也不甚。脾胃健，因湿气无过甚，故没有复气。

2. 六丙年

丙寅年　丙申年　丙辰年　丙戌年　丙子年

中运水运太过，为流衍之纪，寒化六，寒令过多，寒气伤心，久及小肠。寒气甚，肾膀胱自伤。寒气若过甚，火之子土来复水，土来刑水，肾膀胱病。

丙申，申金生中运水，心小肠受病更重。

丙辰、丙戌，天符年，寒气极重，心小肠受病极为严重，本有心小肠疾病者易病危。

丙子，地支子水助中运水运，心小肠受病加重。

丙午年

中运水运太过，为流衍之纪，寒化六，寒令虽多，午为离位正位火，故心小肠不病，即便受病也较轻微。水不过胜火，土不复。

3. 六戊年

戊寅年　戊申年　戊子年　戊午年　戊辰年　戊戌年

中运火运太过，为赫曦之纪，热化七，热令过多，热气伤肺，久及大肠。热气甚，心小肠自伤。热气若过甚，金之子水来复火，水来刑火，心小肠病。

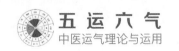
戊寅、戊申，天符年，热气过重，肺大肠受病重，戊寅年本有肺大肠疾病者极易病危，戊申年申金佐肺，故戊申年肺大肠病减半。

戊子、戊午，天符年，热气过重，肺大肠受病重，本有肺大肠疾病者极易病危，且戊午年，午火相助，肺大肠受病更为严重。

戊辰、戊戌，天刑运，中运热化有减弱，但仍会伤肺大肠，肺大肠受病减半。

4. 六庚年

庚辰年　庚戌年　庚子年　庚午年　庚申年

中运金运太过，为坚成之纪，燥化九，燥令过多，燥气伤肝，久及胆。燥气甚，肺大肠自伤。燥气若过甚，木之子火来复金，火来刑金，肺大肠病。

庚午，天刑运，中运有所减弱，肝胆受病减半；庚子，虽司天少阴君火也刑克中运，但中运得地支子水相助，肝胆受病仍重。

庚申，虽司天少阳相火也刑克中运，但中运得地支申金相助，肝胆受病仍重。

庚寅年

中运金运平气，为审平之纪，燥化九，燥令虽多但为司天正化少阳相火严重刑克，中运力量减弱，故为平气，但中运仍伤肝胆，不过肝胆病轻微。

5. 六壬年

壬子年　壬午年　壬辰年　壬戌年　壬寅年　壬申年

中运木运太过，为发生之纪，风化八，风令过多，风气伤脾，久及胃。风气甚，肝胆自伤。风气若过甚，土之子金来复木，金来刑木，肝胆病。

壬寅，地支寅木助中运木运，克土更甚，脾胃受病更重。

6. 六乙年

乙丑年　乙未年

中运金运不及，为从革之纪，清化四，肺大肠气弱。火行胜，金气衰，灾七宫。火气胜，热气伤肺，久及大肠，火行胜后水行复，寒气伤心小肠。

《玄珠密语·卷之二·运符天地纪篇》：

乙丑，中金运少商，灾七宫，即西方兑。在人为肺，四时应秋，此即谓金不及也，其名从革。即火行胜令，来胜于金，庶物以茂，燥烁以行。民病肩背瞀重，鼽嚏，血便，注下。收气乃后，令胜之至甚，有金子为水，水来救母，名曰复胜。复胜即寒雨暴至，零冰雹霜雪杀气，阴厥且格阳上行，头脑户痛，延胸项发热。丹谷不成。民病口疮，甚则心疼。清化四，从生数。乙未之岁，化令之正，同于此年。

"民病肩背瞀重，鼽嚏，血便，注下"，即火胜火克金，肺大肠受病；"阴厥且格阳上行，头脑户痛，延胸项发热。……民病口疮，甚则心疼"，即水复火，火为水郁而上冲，以及水气刑火所生疾病。

中运不及的年份一般均有胜气、复气出现。中运不及其他年份胜气、复气气化同此规律。

乙丑、乙未，三月见庚辰月干德符，金运为何不能还归平气？因乙丑、乙未年司天左间气为少阳相火、右间气为少阴君火，故虽三月见庚辰月干德符，中运仍存在火胜水复。

乙亥年

中运金运平气，为审平之纪，清化四。因三月见庚辰月干德符，火未行胜，中运金还正位，故为平气。火不胜，水不复。肺藏病少，但肺气仍偏弱。

乙巳年

中运金运不及，为从革之纪，清化四。乙巳年，巳为火，可助火胜，故于主气二之气少阴君火时段火来行胜，即春分这个节气火气来胜，到三月清明、谷雨，见庚辰月干德符，水未来复，中运金还平气。三月起肺藏病少，但肺气仍偏弱。

乙酉年

中运金运平气，为审平之纪，清化四。乙酉为岁会平气，火不胜，水不复。肺藏病少，但肺气仍偏弱。

乙酉中运致病少，是仅就中运这一个层次而言，并不是代表乙酉年肝胆不伤。乙酉年为太一天符之年，肝胆受病极为严重，肺表寒往往也重。

乙卯年

中运金运不及，为从革之纪，清化四。乙卯年客气二之气为少阳相火，主气二之气为少阴君火，故二之气火来胜金，春分节气火胜，到三月清明、谷雨，见庚辰月干德符，水未来复，中运金还平气。三月起肺藏病少，但肺气仍偏弱。

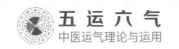
7. 六丁年

丁卯年

中运木运平气，为敷和之纪，风化三。丁卯年既为岁会平气，正月又见壬寅月干德符，中运木还平气。金不胜，火不复，肝藏病少，肝气仍偏弱，但较之其他丁年肝气要充足。

丁酉年　丁丑年　丁未年　丁巳年　丁亥年

中运木运平气，为敷和之纪，风化三。丁年正月见壬寅月干德符，中运木还平气。金不胜，火不复。肝藏病少，但肝胆气仍偏弱。

丁酉，司天正化阳明燥金，金气重，岁运中木气严重受克，若逢中运木气过弱年份，丁酉年中运仍会有金胜火复。

丁巳、丁亥，中运虽为平气，是仅就中运这一个层次而言，并不是代表丁巳、丁亥年脾胃不伤。丁巳、丁亥年为天符年，脾胃受病严重。

8. 六己年

己巳年　己亥年　己卯年　己酉年　己丑年　己未年

中运土运不及，为卑监之纪，雨化五，脾胃气弱。木行胜，土气衰，灾五宫。风气伤脾，久及胃，木行胜后金行复，燥气伤肝。至九月甲戌月得月干德符，中运还归平气，脾藏病少，但脾气仍偏弱。

己酉，酉为金，木受金克，中运木胜土较微弱。

己丑、己未，岁会平气，中运本应没有胜复，怎还会有木胜金复呢？己丑、己未年虽为岁会中运平气，但初之气客气主气皆为厥阴风木，故中运仍有木来胜土，木胜而后金复。

9. 六辛年

辛丑年　辛未年　辛卯年　辛酉年　辛巳年

中运水运不及，为涸流之纪，寒化一，肾膀胱气弱。土行胜，水气衰，灾一宫。湿气伤肾，久及膀胱，土行胜后木行复，风气伤脾。至七月丙申月得月干德符，中运还归平气，肾藏病少，但肾气仍偏弱。

辛亥年

中运水运平气，为静顺之纪，寒化一。辛亥为岁会平气，故土不胜，木不复，一宫不灾，但肾气仍略有些弱。

10. 六癸年

癸卯年　癸酉年　癸亥年

中运火运不及，为伏明之纪，热化二，心小肠气弱。水行胜，火气衰，灾九宫。寒气伤心，久及小肠，水行胜后土行复，湿气伤肾。至五月戊午月得月干德符，中运还归平气，心藏病少，但心气仍偏弱。

癸亥年地支亥为水，助中运水胜，心小肠病重一些。

癸巳年

中运火运平气，为升明之纪，热化二。癸巳年为岁会平气年，五月戊午月得月干德符，故中运平气，寒不胜土不复，不灾九宫。心藏病少，但心气仍偏弱。

癸丑年　癸未年

中运火运平气，为升明之纪，热化二。癸丑、癸未年中运得司天左右二间气相助化为平气，至五月戊午月得月干德符，故中运寒不胜土不复，不灾九宫。心藏病少，但心气仍偏弱。

（六）中运不及胜复气发生的常规时间

中运不及的年份，有胜气作用后，必有复气作用。中运不及胜复气发生作用的时段有一定的规律。分述如下。

中运木运不及，春金胜，夏火复。

中运火运不及，夏水胜，不时土复。因土旺四季最后十八天，力及四方，故无固定时间复。

中运土运不及，四维木胜，秋金复。土主每季最后十八天，故土不及在四维木胜。

中运金运不及，夏火胜，秋水复。

中运水运不及，四维土胜，不时木复。土旺四季最后十八天，故水不及在四维土胜，而木复气不定时发生。

第四章 六气气化

一、六气气化基础知识

（一）由公历纪年推算司天在泉方法

由公历纪年推知当年司天在泉是五运六气推算的基本功，需熟练掌握。

司天在泉依据地支推算。子午少阴君火司天，阳明燥金在泉；丑未太阴湿土司天，太阳寒水在泉；寅申少阳相火司天，厥阴风木在泉；卯酉阳明燥金司天，少阴君火在泉；辰戌太阳寒水司天，太阴湿土在泉；巳亥厥阴风木司天，少阳相火在泉。十二地支对应以阿拉伯数字表示的十二月：寅 1、卯 2、辰 3、巳 4、午 5、未 6、申 7、酉 8、戌 9、亥 10、子 11、丑 12。

由公历纪年推算司天在泉公式为：（公元数－5）/12，余数按月份数对应地支。若除尽余数为 0，对应地支为丑。

例如 2015 年，（2015－5）/12=167 余 6，地支为未，司天为太阴湿土，在泉为太阳寒水。

这样推算心算速度慢，可变通公式：（公元数－1980－5）/12，余数为地支。如 2015 年，（2015－1980－5）/12，余数为 6，地支为未。若公元数小于 1997，就以（公元数－1920－5）/12 来计算。如 1952 年，（1952－1920－5）/12，余 3，地支为辰。总之，使公元数－1980 或 1980 加减 60 的倍数－5 所得余数在 60 以内，这样心算的速度就会比较快。

最笨但速度最快的方式是将本年以前 60 年对应的干支纪年都记住。

干支纪年是以立春为起点，司天一般在大寒交司，故司天以立春之前为起点；但用干支纪年表运气时，则以运气起点为转换点。比如 2017 丁酉年司天为阳明燥金，2018 戊戌年司天为太阳寒水，在 2018 年 1 月 20 日大寒司天即由阳明燥金转为太阳寒水，故自 2018 年 1 月 20 日起司天即按戊戌年的计算了。

（二）六气标本辨析

《素问·至真要大论篇第七十四》：

岐伯曰：厥阴司天，其化以风；少阴司天，其化以热；太阴司天，其化以湿；少阳司天，其化以火；阳明司天，其化以燥；太阳司天，其化以寒。以所临藏位，命其病者也。帝曰：地化奈何？岐伯曰：司天同候，间气皆然。

厥阴化风、少阴化热、太阴化湿、少阳化暑、阳明化燥、太阳化寒，风、热、湿、暑、燥、寒为六气所化之标志、标象，故为六气之标；厥阴、少阴、太阴、少阳、阳明、太阳为六气之本。有时称六气为风、寒、暑、湿、燥、火（热），是以六气之标来代称六气。

后世有医家认为风、热、湿、暑、燥、寒为六气之本，厥阴、少阴、太阴、少阳、阳明、太阳为六气之标，这是由于受了王冰注解的影响。

王冰在注解《素问·天元纪大论篇第六十六》"厥阴之上，风气主之；少阴之上，热气主之；太阴之上，湿气主之；少阳之上，相火主之；阳明之上，燥气主之；太阳之上，寒气主之。所谓本也，是谓六元"时，将"所谓本也"解释成"三阴三阳为标，寒、暑、燥、湿、风、火为本，故云所谓本也"。

王冰把"厥阴之上"理解成在厥阴之气的上面，还有一个风气，其他同此，故认为寒、暑、燥、湿、风、火为本，三阴三阳为标了。

"厥阴之上"并不是指厥阴上面还有个风气，"之"有"往""至"的意思，"厥阴之上"即指厥阴之气至上位，司天为上位，故"厥阴之上"即是指厥阴司天。

五行有五，火分君相而有六气，但六气仍是五行气，风、热、湿、暑、燥、寒是五行六气所化之象，故表五行的六气厥阴、少阴、太阴、少阳、阳明、太阳为本，风、热、湿、暑、燥、寒是五行气的标象。

由于受了王冰错误注解的影响，后世才有医家错误地认为六气风、热、湿、暑、燥、寒为本，是独立于五行之外的六气。

（三）六气入通人体规律

六气有三阴三阳：厥阴、少阴、太阴、少阳、阳明、太阳。人体经络也有三阴三阳：足厥阴肝经，手厥阴心包经；足少阴肾经，手少阴心经；足太阴脾经，手太阴肺经；足少阳胆经，手少阳三焦经；足阳明胃经，手阳明大肠经；足太阳膀胱经，手太阳小肠经。

有一种观点认为，天地五运六气入通人体同名经络。如，厥阴风木入通人体足厥阴肝经、手厥阴心包经，少阴君火入通手少阴心经、足少阴肾经，太阴湿土入通人体手太阴肺经、足太阴脾经，少阳相火入通人体手少阳三焦经、足少阳胆经，阳明燥金入通人体手阳明大肠经、足阳明胃经，太阳寒水入通人体手太阳小肠经、足太阳膀胱经。

这种以五运六气入通人体同名经络的说法是否正确，会直接关乎推断五运六气影响到的人体的藏腑和经络以及由此产生的疾病变化。如果这个说法本身存在错误，那么依据这个对应关系所推断出来的五运六气对藏腑经络及疾病的影响都将出现极大偏差。

论述这个问题前，先廓清六气与五运的对应关系。见下文。

《玄珠密语·卷之三·天元定化纪篇》：

厥阴为木。其令为风。……其司巳亥，运合丁壬。

少阴为君火。其令热。……其司子午，运合戊癸。不主运气。君火以名。不统五运也。

太阴为土。其令雨。……其司丑未，运合甲己。

少阳为相火。其令暑。……其司寅申，运合戊癸。

阳明为金。其令燥。……其司卯酉，运合乙庚。

太阳为水。其令寒。……其司辰戌，运合丙辛。

由上文可知，木运为厥阴风木，火运为少阳相火，土运为太阴湿土，金运为阳明燥金，水运为太阳寒水。少阴君火不主中运。

六气与中运同气，故六气所入藏腑经络则与中运所入藏腑经络相同。厥阴风木直接入通肝胆及肝胆经络，不直接入通手厥阴心包经；少阴君火、少阳相火直接入通心、心包、小肠、三焦及心经、心包经、小肠经、三焦经；少阴君火不直接入通足少阴肾经；少阳相火不直接入通足少阳胆经；太阴湿土直接入通脾、胃及脾经、胃经，不直接入通手太阴肺经；阳明燥金直接入通肺、大肠及肺经、大肠经，不直接入通足阳明胃经；太阳寒水直接入通肾、膀胱及肾经、膀胱经，不直接入通手太阳小肠经。

至于厥阴风木是否会影响手厥阴心包经，那是厥阴风木入通相应藏腑经络后产生的五行变化，但不能说厥阴风木直接入通手厥阴心包经。其他均如此。故不可说五运六气入通人体同名藏腑及经络。

五运六气即为"根于外者"的气立系统，人体经络藏腑等为"根于内者"的神机系统。根于外者的五运六气气立系统入通人体神机系统，不论是哪个层次的气化，中运、四季五运、司天、司天左右二间气、在泉、在泉左右二间气、主气、客气以及后文会述及的天九室气化、地九室气化等，均遵循木入木、火入火、土入土、金入金、水入水的入通人体五行属性相同的藏腑与经络的规律，也都可入通五行气入通的相应人体部位。应以此为原则进行推演五运六气对藏腑经络以及疾病的影响。

（四）六气之三阴三阳与经络之三阴三阳的区别

那么，认为五运六气入通同名经络的结论又是怎么产生的呢？

因为人体六经三阴三阳经为厥阴少阴太阴、少阳阳明太阳，而六气也为厥阴少阴太阴、少阳阳明太阳，后世医家会很自然地将六气和人体经络联系起来，会未经过考察验证直接认定为六气直接入通人体同名经络。

产生这个"很自然"的错误的原因，是后世医家误以为人体经络的三阴三阳和六气的三阴三阳属于同一个命名系统，而实际上经络的三阴三阳和六气的三阴三阳属于两个不同的命名系统。

1. 六气所表示的五行气定义

首先看六气的属性定义。

《素问·天元纪大论篇第六十六》：

厥阴之上，风气主之；少阴之上，热气主之；太阴之上，湿气主之；少阳之上，相火主之；阳明之上，燥气主之；太阳之上，寒气主之。所谓本也，是谓六元。

《玄珠密语·卷之三·天元定化纪篇》：

厥阴为木。少阴为君火。太阴为土。少阳为相火。阳明为金。太阳为水。

厥阴对应风气，五行为木；少阴对应热气（君火），五行为火；太阴对应湿气，五行为土；少阳对应相火，五行为火；阳明对应燥气，五行为金；太阳对应寒气，五行为水。

2. 人体经络命名及属性

下面再看人体经络的命名及表征属性。

《外经微言·考订经脉篇》：

岐伯曰：肝属足厥阴。厥阴者，逆阴也，上应雷火。脉起足大指丛毛之际，故以足厥阴名之。雷火皆从地起，腾于天之上，其性急，不可制抑，肝之性亦急，乃阴经中之最逆者，少拂其意，则厥逆而不可止。

岐伯曰：心主之经即包络之府也，又名膻中。属手厥阴者，以其代君出治，为心君之相臣，臣乃阴象，故属阴。然奉君令以出治，有不敢少安于顷刻，故其性又急，与肝木之性正相同，亦以厥阴名之，因其难顺而易逆也。

足厥阴之所以称厥阴，是由于其性最逆，"少拂其意，则厥逆而不可止"，取厥为逆意，五行属木；而手厥阴心包经，因其性"与肝木之性正相同""难顺而易逆也"，也取厥逆之意，但五行属火而不属木。

《外经微言·考订经脉篇》：

岐伯曰：心为火藏，以手少阴名之者，盖心火乃后天也。后天者，有形之火也。星应荧惑，虽属火而实属阴，且脉走于手，故以手少阴名之。

岐伯曰：肾属水，少阴正水之象。海水者，少阴水也，随月为盈虚，而肾应之。

手少阴因是后天之火又属阴，故为少阴，五行属性为火；足少阴取应海水而命名为少阴，五行属水而不属火。

《外经微言·考订经脉篇》：

岐伯曰：可，肺属手太阴，太阴者，月之象也，月属金，肺亦属金。肺之脉走于手，故曰手太阴也。

岐伯曰：脾乃土藏，其性湿，以足太阴名之。太阴之月，夜照于土，月乃阴象，脾属土，得月之阴气，故以太阴名之。其脉起于足之大指端，故又曰足太阴也。

肺经、脾经以其藏皆应太阴月而命名为太阴，但足太阴五行属土，手太阴五行属金而不属土。

《外经微言·考订经脉篇》：

岐伯曰：三焦属之手少阳者，以三焦无形，得胆木少阳之气，以生其火而脉起于手之小指次指之端，故以手少阳名之。……然目锐眦实系胆经之穴，仍欲依附木气以生火气耳。

岐伯曰：胆经属足少阳者，以胆之脉得春木初阳之气，而又下趋于足，故以足少阳名之。

胆经因得春木初阳之气而命名为少阳，五行属木而不属火；三焦以得胆木少阳之气以生其火，从而命名为少阳，五行属火而不属木。

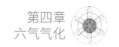

《外经微言·考订经脉篇》：

岐伯曰：胃经亦称阳明者，以其脉接大肠手阳明之脉，由鼻额而下走于足也。然而胃经属阳明者，又非同大肠之谓。胃乃多气多血之腑，实有日月并明之象，乃纯阳之腑，主受而又主化也。

岐伯曰：大肠之经名为手阳明者，以大肠职司传化，有显明昭著之意，阳之象也。夫大肠属金，宜为阴象，不属阴而属阳者，因其主出而不主藏也。起于手大指次指之端，故亦以手名之。

胃因多气多血，有日月并明之象，乃纯阳之腑，故命名为阳明，但五行属土而不属金；大肠因职司传化，有显明昭著之意，故命名为阳明，五行属金。

《外经微言·考订经脉篇》：

岐伯曰：膀胱之经属足太阳者，盖太阳为巨阳，上应于日，膀胱得日之火气，下走于足，犹太阳火光普照于地也。

岐伯曰：小肠之经属手太阳者，以脉起于手之小指，又得心火之气而名之也。夫心火属少阴，得心火之气，宜称阴矣。然而心火居于内者为阴，发于外者为阳，小肠为心之表也，故称阳而不称阴，且其性原眉阳，得太阳之日气，故亦以太阳名之。

膀胱因得日之火气故命名为太阳，可谓水中有火，但五行仍属水而不属火；小肠因得心气与日气，故以太阳命名，五行属火。

由上述可知，人体经络之三阴三阳五行属性与相应藏腑五行属性相同，但与六气之三阴三阳属于不同的定义系统，故与六气的五行属性并不能一一等同。基于上，不可认为五运六气直接与人体同名经络相通。手足同名经定义虽然有相关联之处，但也有很大区别，也不可将手足同名经经气完全等同。正是由于将手足同名经经气等同了，所以才会有六气可入通人体手足同名经的错误认知。

后世有医家不明白人体经络三阴三阳与六气三阴三阳之间定名的区别，机械性地把天地六气等同于人体六气，随即产生"天地六气入通人体建立十二经络"的错误认知。

这个错误认知影响非常巨大，既影响对疾病形成原理及衍变的判断，又影响对药物归经及作用的判断。依据此错误结论推断出来的一系列疾病发作理论及治疗方法均存在错误。依据笔者目前所知，这个错误认知至少已存在三百多年了。

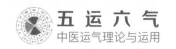

（五）六气正对化

六气司天、在泉皆有正化、对化之分。正化之令实，力量强一些，用五行生数表示；对化之令虚，力量弱一些，但并不表示非常弱，而是与正化相比弱一些，用五行成数表示。五行生成数表六气的强弱与表中运的强弱不同，容易混淆，注意区分。

正化之六气是从五行所主或生我之行所化生出的，故用五行生数表示；对化之六气为正化位六气对冲所生成，故用五行成数表示。

六气正对化及所化常数如下图。

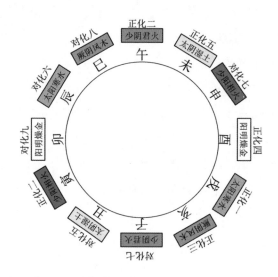

厥阴风木正化为风化三，对化为风化八。

少阴君火正化为热化二，对化为热化七。

太阴湿土正化为雨化五或湿化五，对化也为雨化五或湿化五，因土无成数。

少阳相火正化为火化二，对化为火化七。

阳明燥金正化为燥化四或清化四，对化为燥化九或清化九。

太阳寒水正化为寒化一，对化为寒化六。

此六气正对化适用于司天在泉。

十二地支年司天在泉正对化见下图。

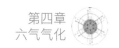

子年	丑年	寅年	卯年	辰年	巳年
对化	对化	正化	对化	对化	对化

司天	少阴君火	太阴湿土	少阳相火	阳明燥金	太阳寒水	厥阴风木
在泉	阳明燥金	太阳寒水	厥阴风木	少阴君火	太阴湿土	少阳相火

对化	对化	对化	正化	正化	对化

午年	未年	申年	酉年	戌年	亥年
正化	正化	对化	正化	正化	正化

司天	少阴君火	太阴湿土	少阳相火	阳明燥金	太阳寒水	厥阴风木
在泉	阳明燥金	太阳寒水	厥阴风木	少阴君火	太阴湿土	少阳相火

正化	正化	正化	对化	对化	正化

二、司天气化及致病规律简介

（一）司天气化及致病规律概述

司天正常情况下主司一年气化，在每年大寒日交司。司天交司日见《天元玉册·卷之八·求运交日之法》："齐天至者，每岁交司日之于天正日后交司。天正即子正冬至，日后即日正大寒日，天六司也。即大寒日，计建丑也，此日气终尽，即天德初气之始。……皆司天日至，同至于大寒日也。"

司天正化，化令实，化令从生数，胜而无复。司天对化，化令虚，化令从成数，胜而有复，即司天行胜，克制司天之气来复。

司天之气入通五行相应的藏腑经络，并非只入腑不入藏。司天会导致所胜藏腑受病，司天力量过盛，所入藏腑也受病。

司天之气也入通五行相应部位，即木入颈项，火入胸胁，土入脊，金入肩背，水入腰股。

司天之气从上临下，对人体上部的影响更大一些，但司天力量强时，对人体整体均会产生影响，并非只是影响人体上部。

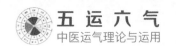

（二）六十年司天气化与致病规律详述

1. 五亥年厥阴风木司天

丁亥年　癸亥年　己亥年　乙亥年　辛亥年

司天正化，风化三，风气盛，胜而无复。岁中风多，脾藏病，久及胃，肝胆气盛而自病。人体上部易有风证，如目眩、头晕、耳鸣等。

丁亥年为天符之年，中运木运不及助司天厥阴风木风化，司天木胜脾胃病极为严重。癸亥年司天木胜脾胃病重。己亥年为中运不及之天刑运年，中运土运不及，脾胃本弱，司天厥阴风木刑克脾胃，司天木胜脾胃病更重。乙亥年为中运不及之运承天年，中运金运不及，司天厥阴风木，中运上承司天，司天之力有所减弱，司天木胜脾胃病较轻。辛亥年司天木胜脾胃病重。

2. 五午年少阴君火司天

壬午年　戊午年　甲午年　庚午年　丙午年

司天正化，热化二，热气盛，胜而无复。岁中热多，夏季炎热，秋季一般也热，肺藏病，久及大肠，心小肠气盛而自病。人体上部易有火证，如咽干、口苦、扁桃体肿大、头晕、老年时血压高等。

壬午年司天热胜肺大肠病重。戊午年为太一天符之年，中运火运太过及地支午火助司天少阴君火热化，司天热胜肺大肠病极为严重，极易病危。甲午年司天热胜肺大肠病重。庚午年为中运太过之天刑运年，中运金运太过，司天少阴君火，司天热胜肺大肠受病，肺大肠得中运气化扶助受病得半。丙午年为中运太过运胜天之年，中运水运太过，司天少阴君火，气候寒热往复，但总存在寒束火，中运寒盛时，司天之力减弱，司天热胜肺大肠不病或病轻；司天热盛而被寒郁时，极易内郁热伤肺大肠，肺大肠受病严重。

3. 五寅年少阳相火司天

壬寅年　戊寅年　甲寅年　庚寅年　丙寅年

司天正化，热化二，热气盛，胜而无复。岁中热多，夏季炎热，秋季一般也热，肺藏病，久及大肠，心小肠气盛而自病。人体上部易有火证，如咽干、口苦、扁桃体肿大、头晕、高血压等。

少阳相火比之少阴君火更为猛烈，导致的肺大肠疾病更为严重一些，导致的高血压也更为严重些,极易产生突发性脑出血。

壬寅年司天热胜肺大肠病重。戊寅年为天符之年,中运火运太过助司天少阳相火热化,司天热胜肺大肠病极为严重,极易病危。甲寅年司天热胜肺大肠病重。庚寅年为中运太过之天刑运年,中运金运太过,司天少阳相火,相火猛烈,故肺大肠仍伤,因肺大肠得中运金运太过之扶助,病得半。丙寅年为中运太过之运胜天年,中运水运太过,司天少阳相火,气候寒热往复,但总存在寒束火,中运寒盛时,司天之力有所减弱,司天热胜肺大肠不病或病轻;司天热盛而被寒郁时,极易内郁热伤肺大肠,肺大肠受病严重。

4. 五未年太阴湿土司天

丁未年　癸未年　己未年　乙未年　辛未年

司天正化,雨化五,湿气盛,胜而无复。岁中湿重雨多,肾藏病,久及膀胱,脾胃气盛而自病。人体上部易有湿证,如头蒙蒙的、脸易浮肿等。

丁未年为中运不及运承天年,中运木运不及,司天太阴湿土,中运承司天,司天之气减弱,司天湿胜肾膀胱病轻微些。癸未年,司天湿胜肾膀胱病重。己未年为太一天符之年,中运土运不及以及未土助司天太阴湿土湿化,司天湿胜肾膀胱病加重。乙未年司天湿胜肾膀胱病重。辛未年为中运不及之天刑运年,中运水运不及,肾膀胱本弱,司天太阴湿土,司天刑克中运,肾膀胱病加重。

5. 五酉年阳明燥金司天

丁酉年　癸酉年　己酉年　乙酉年　辛酉年

司天正化,燥化四,燥气盛,胜而无复。岁中气候较干燥,肝藏病,久及胆,肺大肠气盛而自病。人体上部易见燥证,如肩背紧、咽干、偏头痛等。

丁酉年为中运不及天刑运年,中运木运不及,中运虽得月干德符,肝胆气仍弱些,司天阳明燥金,司天刑克中运,肝胆病较重。癸酉年为中运不及运承天年,中运火运不及,司天阳明燥金,中运承司天,司天之气金克木减弱,肝胆疾病减弱。己酉年司天燥胜肝胆病重。乙酉年为太一天符之年,中运金运不及以及酉金助司天阳明燥金燥化,司天燥胜肝胆病更重。辛酉年司天燥胜肝胆病重。

6. 五戌年太阳寒水司天

壬戌年　戊戌年　甲戌年　庚戌年　丙戌年

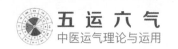

司天正化，寒化一，寒气盛，胜而无复。岁中寒重，常有寒气来临，常发生突然性降温，心藏病，久及小肠，肾膀胱气盛而自病。人体上部易见寒证，如头怕寒风、常鼻塞等。

太阳寒水司天，寒气下临，多见心火郁，郁久而热的疾病，以烦闷、身体热为表征，此不是心火虚，而是心火被寒气郁的结果，若心火虚，寒气直接侵入心藏，心藏受病则见心跳缓慢、心慌、心痛、心藏突然停跳等。

壬戌年司天寒胜心小肠病重。戊戌年为中运太过之天刑运年，中运火运太过，司天太阳寒水，司天虽刑克中运，但中运火力量强，司天寒胜心小肠病减半。甲戌年为中运太过运胜天年，中运土运太过，司天太阳寒水，中运胜司天，司天之气水克火减弱，司天寒胜心小肠病减轻。庚戌年，司天寒胜心小肠病重。丙戌年为天符之年，中运水运太过助司天太阳寒水寒化，司天寒胜心小肠病极为严重，甚至病危。

7. 五巳年厥阴风木司天

丁巳年　癸巳年　己巳年　乙巳年　辛巳年

司天对化，风化八，风气盛而不实，胜而有复。岁中风多，脾藏病，久及胃，肝胆气盛而自病。人体上部易有风证，如目眩、头晕、耳鸣等。司天风胜则脾胃病，风胜后则金来复，燥气至，肝胆反病。

丁巳年为天符之年，中运木运不及助司天厥阴风木风化，司天风胜则脾胃病较为严重，金复肝胆病也重。癸巳年司天风胜脾胃病重，由于中运火运不及，金复而有中运火克之，肝胆病轻。己巳年为中运不及天刑运年，中运土运不及，脾胃本弱，司天厥阴风木刑克脾胃，司天风胜脾胃病更重，金复肝胆病重。乙巳年为中运不及运承天年，中运金运不及，司天厥阴风木，中运上承司天，司天之力有所减弱，司天风胜脾胃病较轻，虽然胜轻复也轻，但金气复加和中运金运不及，则肝胆病重。辛巳年司天风胜脾胃病重，金复肝胆病也重。

8. 五子年少阴君火司天

壬子年　戊子年　甲子年　庚子年　丙子年

司天对化，热化七，热气盛而不实，胜而有复。岁中热多，肺藏病，久及大肠，心小肠气盛而自病。人体上部易有火证，如咽干、口苦、扁桃体肿大、头晕、老年时血压高等。司天热胜则肺大肠病，热胜后则水来复，寒气至，心小肠反病。

壬子年司天热胜肺大肠病重，水复心小肠病重。戊子年为天符之年，中运火运太过助司天少阴君火热化，司天热胜则肺大肠病极为严重，极易病危，因中运火运太过，水复心小肠病轻微。甲子年司天热胜肺大肠病重，由于中运土运太过，土克水，水复心小肠病轻微。庚子年为中运太过天刑运年，中运金运太过，司天少阴君火，司天热胜肺大肠仍伤，肺大肠得中运金运太过扶助病得半，水复心小肠病重。丙子年为中运太过运胜天年，中运水运太过，司天少阴君火，气候寒热往复，但总有寒束火，中运寒盛时肺大肠不病或病轻，司天热胜时极易内郁热伤肺大肠，因中运水运太过，助水复，故水复心小肠病重。

9. 五申年少阳相火司天

壬申年　戊申年　甲申年　庚申年　丙申年

司天对化，热化七，热气盛而不实，胜而有复。岁中热多，肺藏病，久及大肠，心小肠气盛而自病。人体上部易有火证，如咽干、口苦、扁桃体肿大，导致的高血压也更为严重些，极易产生突发性脑出血。司天热胜则肺大肠病，热胜后则水来复，寒气至，心小肠反病。

少阳相火比之少阴君火更为猛烈，导致的肺大肠疾病更为严重一些。虽申年少阳相火对化，对化的力量比正化弱，但导致的肺大肠疾病仍非常严重。

壬申年司天热胜肺大肠病重，水复心小肠病重。戊申年为天符之年，中运火运太过助司天少阳相火热化，司天热胜肺大肠病极为严重，极易病危，因中运火运太过，水复心小肠病轻微。甲申年司天热胜肺大肠病重，由于中运土运太过，土克水，水复心小肠病轻微。庚申年中运金运太过，司天少阳相火，相火猛烈，司天热胜肺大肠仍伤，肺大肠得中运金运太过扶助病得半，水复心小肠病重。丙申年为中运太过运胜天年，中运水运太过，司天少阳相火，气候寒热往复，但总有寒束火，中运寒盛时，司天之力有所减弱，司天热胜肺不病或病轻，司天热盛而被寒郁时，极易内郁热伤肺大肠，肺大肠受病严重，因中运水运太过，助水复，故水复心小肠病重。

10. 五丑年太阴湿土司天

丁丑年　癸丑年　己丑年　乙丑年　辛丑年

司天对化，雨化五，湿气盛而不实，胜而有复。岁中湿重雨多，肾藏病，久及膀胱，脾胃气盛而自病。人体上部易有湿证，如头蒙蒙的、脸易浮肿等。司天湿胜则肾

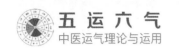
膀胱病，湿胜后则木来复，风气至，脾胃反病。

丁丑年为中运不及运承天年，中运木运不及，司天太阴湿土，中运承司天，司天之气土克水有所减弱，司天湿胜肾膀胱病轻微些，虽胜气微复气也微，但中运木运不及，助木复气，脾胃病重。癸丑年司天湿胜肾膀胱病重，木复脾胃病重。己丑年为太一天符之年，中运土运不及以及丑土助司天太阴湿土湿化，土气力量强，克水加重，司天湿胜肾膀胱病较重，中运为岁会平气，但脾胃气仍弱些，故木复脾胃仍病但轻微。乙丑年，司天湿胜肾膀胱病重，但中运金运不及，金克木，木复脾胃病轻。辛丑年为中运不及天刑运年，中运水运不及，肾膀胱本弱，司天太阴湿土，司天刑克中运，司天湿胜肾膀胱病加重，木复脾胃病重。

11. 五卯年阳明燥金司天

丁卯年　癸卯年　己卯年　乙卯年　辛卯年

司天对化，燥化九，燥气盛而不实，胜而有复。岁中气候较干燥，肝藏病，久及胆，肺大肠气盛而自病。人体上部易见燥证，如肩背紧、咽干、偏头痛等。司天燥胜则肝胆病，燥胜后则火来复，热气至，肺大肠反病。

丁卯年中运木运岁会平气，肝胆气略有些弱，司天阳明燥金，司天刑克中运，司天燥胜肝胆病较轻微，火复肺大肠病重。癸卯年为中运不及运承天年，中运火运不及，司天阳明燥金，中运承司天，司天之气金克木减弱，司天燥胜肝胆病减弱，火复得中运火相助，肺大肠病重。己卯年，司天燥胜肝胆病重，火复肺大肠病重。乙卯年为天符之年，中运金运不及助司天阳明燥金燥化，金克木加重，司天燥胜肝胆病重，火复肺大肠病重。辛卯年，司天燥胜肝胆病重，由于中运水克火，火复肺大肠病较轻。

12. 五辰年太阳寒水司天

壬辰年　戊辰年　甲辰年　庚辰年　丙辰年

司天对化，寒化六，寒气盛而不实，胜而有复。岁中寒重，常有寒气来临，常发生突然性降温，心藏病，久及小肠，肾膀胱气盛而自病。人体上部易见寒证，如头怕寒风、常鼻塞等。司天寒胜则心小肠病，寒胜后则土来复，湿气至，肾膀胱反病。

太阳寒水司天，寒气下临，多见心火郁，郁久而热的疾病，以烦闷、身体热为表征，此不是心火虚，而是心火被寒气郁的结果，若心火虚，寒气直接侵入心藏，心藏受病则见心跳缓慢、心慌、心痛、心藏突然停跳等。

壬辰年，司天寒胜心小肠病重，由于中运木运太过，木克土，土复肾膀胱病轻。戊辰年为中运太过天刑运年，中运火运太过，司天太阳寒水，司天虽刑克中运，但中运火力量强，司天寒胜心小肠病得半，土复肾膀胱病重。甲辰年为中运太过运胜天年，中运土运太过，司天太阳寒水，中运胜司天，司天之气水克火减弱，司天寒胜心小肠病轻微，由于中运土运太过，助土复，故土复肾膀胱病重。庚辰年司天寒胜心小肠病重，土复肾膀胱病重。丙辰年为天符之年，中运水运太过助司天太阳寒水寒化，水克火加重，司天寒胜则心小肠病极为严重，甚至病危，因中运水运太过，土复肾膀胱病轻。

三、司天左右二间气

（一）司天左右二间气化令行令条件

司天左右二间气随司天司值于天，司天正化，二间气化令隐而不显不行令，但当司天对化气虚或司天虽正化中运克司天之气所致司天小虚时，左右二间气化令行令。

司天气虚，并不是指司天已经退位，而是司天仍在位，但力量弱，左间气或右间气与司天同时化令。

（二）司天对化三十年左右二间气化令行令

司天对化，天令虚而行间气，运不佐天，则左右二间气均行令。至天时，从奇数，先行左间次行右间；从偶数，先行右间后行左间。中运克司天之气，司天克中运之气，司天生中运之气，为运不佐天。

司天对化，天令虚而行间气，运佐天，只一间气行令。至天时，从奇数，只行左间不行右间；从偶数，只行右间不行左间。中运与司天同气、中运生司天之气为运佐天。

至天时，从奇数，从偶数，依据目前资料，尚无法判断奇数偶数是指司天气至之日或司天气至之时辰。

1. 五子年

甲子年，司天火生中运土，运不佐天。

庚子年，司天火克中运金，运不佐天。

丙子年，中运水克司天火，运不佐天。

甲子年、庚子年、丙子年，二间气均行化令。至天时，从奇数，先行左间次行右间；从偶数，先行右间后行左间。

戊子年，中运火与司天火同气，运佐天。

壬子年，中运木生司天火，运佐天。

戊子年、壬子年，只一间气行化令。至天时，从奇数，只行左间不行右间；从偶数，只行右间不行左间。

2. 五丑年

乙丑年，司天土生中运金，运不佐天。

辛丑年，司天土克中运水，运不佐天。

丁丑年，中运木克司天土，运不佐天。

乙丑年、辛丑年、丁丑年，二间气均行化令。至天时，从奇数，先行左间次行右间；从偶数，先行右间后行左间。

己丑年，中运土与司天土同气，运佐天。

癸丑年，中运火生司天土，运佐天。

己丑年、癸丑年，只一间气行化令。至天时，从奇数，只行左间不行右间；从偶数，只行右间不行左间。

3. 五卯年

辛卯年，司天金生中运水，运不佐天。

丁卯年，司天金克中运木，运不佐天。

癸卯年，中运火克司天金，运不佐天。

辛卯年、丁卯年、癸卯年，二间气均行化令。至天时，从奇数，先行左间次行右间；从偶数，先行右间后行左间。

乙卯年，中运金与司天金同气，运佐天。

己卯年，中运土生司天金，运佐天。

乙卯年、己卯年，只一间气行化令。至天时，从奇数，只行左间不行右间；从偶数，只行右间不行左间。

4. 五辰年

壬辰年，司天水生中运木，运不佐天。

戊辰年，司天水克中运火，运不佐天。

甲辰年，中运土克司天水，运不佐天。

壬辰年、戊辰年、甲辰年，二间气均行化令。至天时，从奇数，先行左间次行右间；从偶数，先行右间后行左间。

丙辰年，中运水与司天水同气，运佐天。

庚辰年，中运金生司天水，运佐天。

丙辰年、庚辰年，只一间气行化令。至天时，从奇数，只行左间不行右间；从偶数，只行右间不行左间。

5. 五巳年

癸巳年，司天木生中运火，运不佐天。

己巳年，司天木克中运土，运不佐天。

乙巳年，中运金克司天木，运不佐天。

癸巳年、己巳年、乙巳年，二间气均行化令。至天时，从奇数，先行左间次行右间；从偶数，先行右间后行左间。

丁巳年，中运木与司天木同气，运佐天。

辛巳年，中运水生司天木，运佐天。

丁巳年、辛巳年，只一间气行化令。至天时，从奇数，只行左间不行右间；从偶数，只行右间不行左间。

6. 五申年

甲申年，司天火生中运土，运不佐天。

庚申年，司天火克中运金，运不佐天。

丙申年，中运水克司天火，运不佐天。

甲申年、庚申年、丙申年，二间气均行化令。至天时，从奇数，先行左间次行右间；从偶数，先行右间后行左间。

戊申年，中运火与司天火同气，运佐天。

壬申年，中运木生司天火，运佐天。

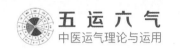
戊申年、壬申年，只一间气行化令。至天时，从奇数，只行左间不行右间；从偶数，只行右间不行左间。

（三）司天正化中运克司天之气左右二间气化令行令

中运太过，中运克司天称为中运胜司天。运胜天三年。

丙午年，中运水胜司天火。

丙寅年，中运水胜司天火。

甲戌年，中运土胜司天水。

中运不及，中运克司天称为中运承司天。运承天三年。

乙亥年，中运金承司天木。

癸酉年，中运火承司天金。

丁未年，中运木承司天土。

司天正化中运克司天之气，天令小虚，只一间气行化令。至天时，从奇数，只行左间不行右间；从偶数，只行右间不行左间。

（四）司天左右二间气行令气化与疾病影响

司天左右二间气行令开始日在《天元玉册·卷之十四》《天元玉册·卷之十五》中有计算方法，为古时算法，目前还没能转化为现代算法。既不知是司天左右二间气哪一间气行令，也不知何时行令，如何判断司天左右二间气是否已行化令以及化令的影响呢？

《天元玉册·卷之十五》中介绍了司天左右二间气化令对气候与疾病的影响。现摘录如下。

厥阴间至，即风土高举，天地暝埃，云物动摇，天司失政，雨湿不化，地气乃动，平川乃孔。甘化之物，并皆乘酸，黔草之色变而苍瘁，大风散发，林木折损，果实凋落，万物皆损。岁星芒芒，故毛虫乃育，倮虫不滋。民病于脾，久陈相胃（依下文，应为：久及于胃），甚有四肢不举，胕肿，黄疸，肢节皆疼。

少阴间至，天令郁燠，介虫乃夭，羽虫生化。物病内引饮一心虬而厥鬲脱不通（文意不通。依少阴化令，补文意为：民病内渴引饮，嗌干，虬嚏，鼻窒不通），丹毒痛乘病疮肠（文意不通。依少阴化令，补文意为：丹毒，皮肤痛，疮疡），小便赤沃，大便难，惊骇，谵忘，病生于肺，久及大肠。甚有名伤寒热喘咳（文意不通。依文意调整为：甚即寒热喘咳）。少阳同。

太阴间至，大雨且作，太虚埃昏，湿令布化，骤雨霖隆，流水于险地，土崩，野泽生。远视山为主埃四□（文有缺字，文意不顺。依文意调整为：山为黄埃四掩）。倮虫孕育，鳞虫殃。民病于肾，久及膀胱。甚，分骨痿痹，取先溺无力（文意不通。依文意为：失溺，无力）。

阳明间至，杀气更作，远视山川，白埃当野，木乃乏叶、乃凋落，西风数举，燥气每施，山川白云，地产咸酸。物变瘅，霜露复降，清生朝暮，草木枯死。民病燥，燥烟孔（文意不通。依文意为：咽干），大便秘。病本于肝，久及于胆。民病两胁，病小便淋，转筋，目暄（应为目眩）。

太阳间至，天地昏翳，冰雹交至，寒雾凛冽，司天失政，地气以静，天气以承，阳光不治。羽虫伏，鳞虫化育。民病腰脉痛（依文意，应为腰脽痛），足胫寒，取小腹痛（取字应为衍文）。病本于心，久及小腹（应为久及小肠）。民病□生于内（缺字，应为热生于内），小便赤涩，久而引饮，四肢无力，食饮瘴。病甚即寒热往来，变成痎疟。

六气作为司天左右二间气至时化令与致病总结于下。

厥阴间化，行风令，脾胃受病，甚则肝胆自病。

少阴间化，行热令，肺大肠受病，甚则心小肠自病。

少阳间化，同少阴间化，化令更甚之，引发疾病也更甚之。

太阴间化，行湿令，肾膀胱受病，甚则脾胃自病。

阳明间化，行燥令，肝胆受病，甚则肺大肠自病。

太阳间化，行寒令，心小肠受病，甚则肾膀胱自病。

司天左右二间气虽难以预定是否到、何时到，但左右二间气引发的气候与疾病变化是固定的，所以可根据气候变化及患者疾病变化判断左右二间气是否行令，若行令是属于左间气还是右间气。

（五）司天左右二间气行令时间跨度

厥阴间至，若中运金运，金克木，厥阴行令三十日而退，行令时长为木生数十倍。

厥阴间至，若中运非金运，厥阴行令八十日而退，行令时长为木成数十倍。

少阴间至，若中运水运，水克火，少阴行令二十日而退，行令时长为火生数十倍。

少阴间至，若中运非水运，少阴行令七十日而退，行令时长为火成数十倍。

少阳间至，行令时长同少阴。

太阴间至，若中运木运，木克土，太阴行令五十日而退，行令时长为土生数十倍。

太阴间至，若中运非木运，太阴行令一百日而退，行令时长为土成数十倍（前文讲土无成数，是由于土力送四方，土成数本为十，此处计算太阴间气行令时长用其成数）。

阳明间至，若中运火运，火克金，阳明行令四十日而退，行令时长为金生数十倍。

阳明间至，若中运非火运，阳明行令九十日而退，行令时长为金成数十倍。

太阳间至，若中运土运，土克水，太阳行令十日而退，行令时长为水生数十倍。

太阳间至，若中运非土运，太阳行令六十日而退，行令时长为水成数十倍。

四、天九室对司天影响

（一）天九室简介

司天虽是地球上的气化，但其气化也辐射到宇宙空间中遥远的星团，即天九室，并受天九室气化的影响。

天九室为：一天蓬室，二天芮室，三天冲室，四天辅室，五天禽室，六天心室，七天柱室，八天任室，九天英室。

天九室，是以一个星为主星，并有三四十颗星围绕主星形成的星团，如天蓬室，是以三十六颗星围绕天蓬星所形成的一个星团。这些星团在星空中哪些位置，依据现有资料并不能确定。

天九室九宫八卦五行定位图如下。

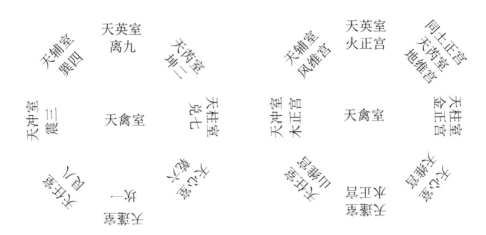

一宫天蓬室为水位正宫；九宫天英室是火位正宫；三宫天冲室为木位正宫；七宫天柱室为金位正宫；五宫天禽室为土位正宫；二宫天芮室为坤卦所在宫位，是维宫，但同土位正宫；四宫天辅室、六宫天心室、八宫天任室为维宫。

司天每年入一室，但司天不入中宫天禽室。在《天元玉册·卷之一》中有计算某年司天入哪一室的算法，目前尚未转化为现代算法，故尚不知某年司天入哪一室，但根据司天入各室之气化规律，结合气候与疾病变化，即可用于指导疾病的判断与治疗。

（二）司天入天八室气化规律

《素问·至真要大论篇第七十四》中讲："帝曰：善。客主之胜复奈何？岐伯曰：客主之气，胜而无复也。帝曰：其逆从何如？岐伯曰：主胜逆，客胜从，天之道也。"

这里的客主不是指主客气，而是指司天为客，天九室为主，以及后面章节要介绍的在泉为客，地九室为主。天九室固定不移，故为主，司天逐年轮转，故为客。

司天入克己之室，只有主胜，司天入己克之室，只有客胜，没有胜复。客胜则司天行正常化令，故客胜从；主胜则司天之化令不行，克制司天之化令行，故主胜逆。

司天入六宫、八宫、四宫三个维宫，司天化令均不行，司天左右二间气在正宫，左右二间气代替司天行令。司天正化，中运不克司天，二间气当不行令，但当司天在六宫、八宫、四宫三个维宫，左右二间气在正宫，左右二间气仍行令。

1. 巳亥年厥阴风木司天入八宫

厥阴风木入七宫天柱室，木入金宫，金克木，故司天厥阴风木风化不行，反

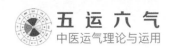

行天柱室燥化。

厥阴风木入二宫天芮室，木入土宫，木克土，故司天厥阴风木风化行令，天芮室湿化不行。

即《素问·至真要大论篇第七十四》中讲："厥阴司天，客胜则耳鸣掉眩，甚则咳，主胜则胸胁痛，舌难以言。"

厥阴风木入天柱室，则为主胜，"胸胁痛，舌难以言"则是天柱室金气燥令行的结果。

厥阴风木入天芮室，则为客胜，"耳鸣掉眩，甚则咳"即是司天厥阴风木风令行的结果。

厥阴风木入一宫天蓬室，木入水宫，水生木，厥阴风木正常行令。

厥阴风木入三宫天冲室，木入木宫，为天符合德，厥阴风木风化更甚。

厥阴风木入九宫天英室，木入火宫，木生火，厥阴风木正常行令。

厥阴风木入六宫天心室，厥阴风木风化不行。厥阴风木左间气少阴君火在一宫天蓬室，右间气太阳寒水在七宫天柱室，左间气少阴君火热化与右间气太阳寒水寒化代替司天行令。

厥阴风木入八宫天任室，厥阴风木风化不行。厥阴风木左间气少阴君火在三宫天冲室，右间气太阳寒水在一宫天蓬室，左间气少阴君火热化与右间气太阳寒水寒化代替司天行令。

厥阴风木入四宫天辅室，厥阴风木风化不行。厥阴风木左间气少阴君火在九宫天英室，右间气太阳寒水在三宫天冲室，左间气少阴君火热化与右间气太阳寒水寒化代替司天行令。

2. 子午年少阴君火司天入八宫

少阴君火入一宫天蓬室，火入水宫，水克火，故司天少阴君火热化不行令，天蓬室寒化行令。

少阴君火入七宫天柱室，火入金宫，火克金，故天柱室燥化不行令，司天少阴君火热化行令。

即《素问·至真要大论篇第七十四》中讲："少阴司天，客胜则鼽、嚏、颈项强、肩背瞀热、头痛、少气、发热、耳聋、目瞑，甚则胕肿、血溢、疮疡、咳喘。主胜则心热烦躁，甚则胁痛支满。"

少阴君火入天蓬室，则为主胜，"心热烦躁，甚则胁痛支满"则是天蓬室水气寒令行的结果。

少阴君火入天柱室，则为客胜，"鼽、嚏、颈项强、肩背瞀热、头痛、少气，发热、耳聋、目瞑，甚则胕肿、血溢、疮疡、咳喘"即是司天少阴君火热令行的结果。

少阴君火入二宫天芮室，火入土宫，火生土，少阴君火正常行令。

少阴君火入三宫天冲室，火入木宫，木生火，少阴君火正常行令。

少阴君火入九宫天英室，火入火宫，为天符合德，少阴君火热化更甚。

少阴君火入六宫天心室，少阴君火热化不行。少阴君火左间气太阴湿土在一宫天蓬室，右间气厥阴风木在七宫天柱室，左间气太阴湿土湿化与右间气厥阴风木风化代替司天行令。

少阴君火入八宫天任室，少阴君火热化不行。少阴君火左间气太阴湿土在三宫天冲室，右间气厥阴风木在一宫天蓬室，左间气太阴湿土湿化与右间气厥阴风木风化代替司天行令。

少阴君火入四宫天辅室，少阴君火热化不行。少阴君火左间气太阴湿土在九宫天英室，右间气厥阴风木在三宫天冲室，左间气太阴湿土湿化与右间气厥阴风木风化代替司天行令。

3. 丑未年太阴湿土司天入八宫

太阴湿土入三宫天冲室，土入木宫，木克土，故司天太阴湿土湿化不行令，天冲室风化行令。

太阴湿土入一宫天蓬室，土入水宫，土克水，故天蓬室寒化不行令，司天太阴湿土湿化行令。

即《素问·至真要大论篇第七十四》中讲："太阴司天，客胜则首面胕肿，呼吸气喘。主胜则胸腹满，食已而瞀。"

太阴湿土入天冲室，则为主胜，"胸腹满，食已而瞀"则是天冲室木气风令行的结果。

太阴湿土入天蓬室，则为客胜，"首面胕肿，呼吸气喘"即是司天太阴湿土湿令行的结果。

太阴湿土入七宫天柱室，土入金宫，土生金，太阴湿土正常行令。

太阴湿土入九宫天英室，土入火宫，火生土，太阴湿土正常行令。

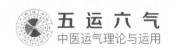

太阴湿土入二宫天芮室，土入土宫，为天符合德，太阴湿土湿化更甚。

太阴湿土入六宫天心室，太阴湿土湿化不行。太阴湿土左间气少阳相火在一宫天蓬室，右间气少阴君火在七宫天柱室，左间气少阳相火热化与右间气少阴君火热化代替司天行令。

太阴湿土入八宫天任室，太阴湿土湿化不行。太阴湿土左间气少阳相火在三宫天冲室，右间气少阴君火在一宫天蓬室，左间气少阳相火热化与右间气少阴君火热化代替司天行令。

太阴湿土入四宫天辅室，太阴湿土湿化不行。太阴湿土左间气少阳相火在九宫天英室，右间气少阴君火在三宫天冲室，左间气少阳相火热化与右间气少阴君火热化代替司天行令。

4. 寅申年少阳相火司天入八宫

少阳相火入一宫天蓬室，火入水宫，水克火，故司天少阳相火热化不行令，天蓬室寒化行令。

少阳相火入七宫天柱室，火入金宫，火克金，故天柱室燥化不行令，司天少阳相火热化行令。

即《素问·至真要大论篇第七十四》中讲："少阳司天，客胜则丹胗外发，及为丹熛、疮疡、呕逆、喉痹、头痛、嗌肿、耳聋、血溢、内为瘛疭。主胜则胸满、咳、仰息，甚而有血，手热。"

少阳相火入天蓬室，则为主胜，"胸满、咳、仰息，甚而有血，手热"是天蓬室水气寒令行的结果。

少阳相火入天柱室，则为客胜，"丹胗外发，及为丹熛、疮疡、呕逆、喉痹、头痛、嗌肿、耳聋、血溢、内为瘛疭"即是司天少阳相火热令行的结果。

少阳相火入二宫天芮室，火入土宫，火生土，少阳相火正常行令。

少阳相火入三宫天冲室，火入木宫，木生火，少阳相火正常行令。

少阳相火入九宫天英室，火入火宫，为天符合德，少阳相火热化更甚。

少阳相火入六宫天心室，少阳相火热化不行。少阳相火左间气阳明燥金在一宫天蓬室，右间气太阴湿土在七宫天柱室，左间气阳明燥金燥化与右间气太阴湿土湿化代替司天行令。

少阳相火入八宫天任室，少阳相火热化不行。少阳相火左间气阳明燥金在三宫天冲室，右间气太阴湿土在一宫天蓬室，左间气阳明燥金燥化与右间气太阴湿土湿化代替司天行令。

少阳相火入四宫天辅室，少阳相火热化不行。少阳相火左间气阳明燥金在九宫天英室，右间气太阴湿土在三宫天冲室，左间气阳明燥金燥化与右间气太阴湿土湿化代替司天行令。

5. 卯酉年阳明燥金司天入八宫

阳明燥金入九宫天英室，金入火宫，火克金，故司天阳明燥金燥化不行令，天英室热化行令。

阳明燥金入三宫天冲室，金入木宫，金克木，故天冲室风化不行令，司天阳明燥金燥化行令。

即《素问·至真要大论篇第七十四》中讲："阳明司天，清复内余，则咳、衄、嗌塞，心膈中热，咳不止，而白血出者死。"此句没有主胜客胜字样，依据上下文意，疑是传抄遗漏。

阳明燥金入天英室，则为主胜，"心膈中热，咳不止，而白血出者死"则是天英室火气热令行的结果。"白血"即是指肺之血，不是指白色的血。

阳明燥金入天冲室，则为客胜，"咳、衄、嗌塞"即是司天阳明燥金燥令行的结果。

阳明燥金入一宫天蓬室，金入水宫，金生水，阳明燥金正常行令。

阳明燥金入二宫天芮室，金入土宫，土生金，阳明燥金正常行令。

阳明燥金入七宫天柱室，金入金宫，为天符合德，阳明燥金燥化更甚。

阳明燥金入六宫天心室，阳明燥金燥化不行。阳明燥金左间气太阳寒水在一宫天蓬室，右间气少阳相火在七宫天柱室，左间气太阳寒水寒化与右间气少阳相火热化代替司天行令。

阳明燥金入八宫天任室，阳明燥金燥化不行。阳明燥金左间气太阳寒水在三宫天冲室，右间气少阳相火在一宫天蓬室，左间气太阳寒水寒化与右间气少阳相火热化代替司天行令。

阳明燥金入四宫天辅室，阳明燥金燥化不行。阳明燥金左间气太阳寒水在九宫天英室，右间气少阳相火在三宫天冲室，左间气太阳寒水寒化与右间气少阳相火热化代替司天行令。

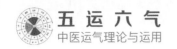

6. 辰戌年太阳寒水司天入八宫

太阳寒水入二宫天芮室,水入土宫,土克水,故司天太阳寒水寒化不行令,天芮室湿化行令。

太阳寒水入九宫天英室,水入火宫,水克火,故天英室热化不行令,司天太阳寒水寒化行令。

即《素问·至真要大论篇第七十四》中讲:"太阳司天,客胜则胸中不利,出清涕,感寒则咳,主胜则喉嗌中鸣。"

太阳寒水入天芮室,则为主胜,"喉嗌中鸣"则是天芮室土气湿令行的结果。

太阳寒水入天英室,则为客胜,"胸中不利,出清涕,感寒则咳"即是司天太阳寒水寒令行的结果。

太阳寒水入三宫天冲室,水入木宫,水生木,太阳寒水正常行令。

太阳寒水入七宫天柱室,水入金宫,金生水,太阳寒水正常行令。

太阳寒水入一宫天蓬室,水入水宫,为天符合德,太阳寒水寒化更甚。

太阳寒水入六宫天心室,太阳寒水寒化不行。太阳寒水左间气厥阴风木在一宫天蓬室,右间气阳明燥金在七宫天柱室,左间气厥阴风木风化与右间气阳明燥金燥化代替司天行令。

太阳寒水入八宫天任室,太阳寒水寒化不行。太阳寒水左间气厥阴风木在三宫天冲室,右间气阳明燥金在一宫天蓬室,左间气厥阴风木风化与右间气阳明燥金燥化代替司天行令。

太阳寒水入四宫天辅室,太阳寒水寒化不行。太阳寒水左间气厥阴风木在九宫天英室,右间气阳明燥金在三宫天冲室,左间气厥阴风木风化与右间气阳明燥金燥化代替司天行令。

五、在泉气化及致病规律简介

(一)在泉气化及致病规律概述

在泉正常情况下主司一年气化,在每年立春日交司。在泉交司日见《玄珠密语·卷之十二·三元配轮纪篇》:"地甲子去天甲子一十五日也。……于司天后十五日,即地交也。是立春也,亦从天数也,即天交司后,一千五百刻乃交地也。"

在泉正化，化令实，化令从生数；在泉对化，化令虚，化令从成数。

在泉司地，主地中生长食物药物之五味化生，行五行化令。

在泉之气入通五行相应的藏腑经络，并非只入腑不入藏，在泉会导致所胜藏腑受病，在泉力量过盛，在泉所入藏腑也受病。

在泉之气也入通五行相应部位，即木入颈项，火入胸胁，土入脊，金入肩背，水入腰股。

在泉之气从下往上冲，对人体下部的影响更大一些。在泉力量强时，对人体整体均会产生影响，并非只是影响人体下部。

（二）六十年在泉气化与致病规律详述

1. 五寅年、五申年厥阴风木在泉

壬寅年　戊寅年　甲寅年　庚寅年　丙寅年　壬申年　戊申年　甲申年　庚申年　丙申年

五寅年在泉对化，风化八；五申年在泉正化，风化三。酸物生多，行风令，胃腑病，久及脾，胆肝气盛而自病。人体下部易有风证，如阴痒、小便涩、卵巢囊肿等。

壬寅年、壬申年，为同天符，中运木运太过助在泉厥阴风木风化，在泉风化盛，胃脾病重，甚至病危。

丙寅年、丙申年，中运水运太过，中运水生在泉木，在泉风化稍有增强，胃脾病也稍有加重。

戊寅年、戊申年，中运火运太过，中运火耗在泉木，在泉风化稍有减弱，胃脾病稍有减轻。

庚寅年、庚申年，中运金运太过，中运金克在泉木，在泉风化减弱，胃脾病减轻。

甲寅年、甲申年，中运土运太过，脾胃气足，在泉木虽克脾胃，胃脾病也轻。

2. 五午年、五子年阳明燥金在泉

壬午年　戊午年　甲午年　庚午年　丙午年　壬子年　戊子年　甲子年　庚子年　丙子年

五午年在泉正化，燥化四；五子年在泉对化，燥化九。辛物生多，行燥令，胆腑病，久及肝，大肠肺气盛而自病。人体下部易有燥证，典型的体现是脚后跟上

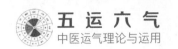

承山穴下小腿肚子皮肤呈鱼鳞状。

庚午年、庚子年，为同天符，中运金运太过助在泉阳明燥金燥化，在泉燥化盛，胆肝病重，甚至病危。

甲午年、甲子年，中运土运太过，中运土生在泉金，在泉燥化稍微增强，胆肝病稍有加重。

丙午年、丙子年，中运水运太过，中运水耗在泉金，在泉燥化稍有减弱，胆肝病稍有减轻。

戊午年、戊子年，中运火运太过，中运火克在泉金，在泉燥化有所减弱，胆肝病有所减轻。

壬午年、壬子年，中运木运太过，肝胆气盛，在泉金虽克肝胆，胆肝病也轻。

3. 五巳年、五亥年少阳相火在泉

丁巳年　癸巳年　己巳年　乙巳年　辛巳年　丁亥年　癸亥年　己亥年　乙亥年　辛亥年

五巳年在泉对化，热化七；五亥年在泉正化，热化二。苦物生多，行热令，大肠腑病，久及肺，小肠心气盛而自病。人体下部易有火证，如大小便带血、白带、黄带、肠炎等。

癸巳年、癸亥年，为同岁会，中运火运不及助在泉少阳相火热化，在泉热化盛，大肠肺病加重。

丁巳年、丁亥年，中运木运不及，中运木生在泉火，在泉热化稍有增强，大肠肺病稍有加重。

己巳年、己亥年，中运土运不及，中运土耗在泉火，在泉热化稍有减弱，大肠肺病稍有减轻。

辛巳年、辛亥年，中运水运不及，中运水克在泉火，在泉热化有所减轻，大肠肺病有所减轻。

乙巳年、乙亥年，中运金运不及，金不及大肠肺本虚，在泉热化虽未增强，由于大肠肺本虚，故大肠肺病加重。

4. 五丑年、五未年太阳寒水在泉

丁丑年　癸丑年　己丑年　乙丑年　辛丑年　丁未年　癸未年　己未年　乙

未年　辛未年

五丑年在泉对化，寒化六；五未年在泉正化，寒化一。咸物生多，行寒令，小肠腑病，久及心，膀胱肾气盛而自病。人体下部易见寒证，如膝盖以下小腿及脚易寒凉。

辛丑年、辛未年，为同岁会，中运水运不及助在泉太阳寒水寒化，在泉寒化盛，小肠心病加重。

乙丑年、乙未年，中运金运不及，中运金生在泉水，在泉寒化稍有增强，小肠心病稍有加重。

丁丑年、丁未年，中运木运不及，中运木耗在泉水，在泉寒化稍有减弱，小肠心病稍有减轻。

己丑年、己未年，中运土运不及，中运土克在泉水，在泉寒化有所减弱，小肠心病有所减轻。

癸丑年、癸未年，中运火运不及，心小肠气本有些弱，在泉寒化虽未增强，由于小肠心本虚，故小肠心病加重。

5. 五卯年、五酉年少阴君火在泉

丁卯年　癸卯年　己卯年　乙卯年　辛卯年　丁酉年　癸酉年　己酉年　乙酉年　辛酉年

五卯年在泉正化，热化二；五酉年在泉对化，热化七。苦物生多，行热令，大肠腑病，久及肺，小肠心气盛而自病。人体下部易有火证，如大小便带血、黄带、肠炎等。

癸卯年、癸酉年，为同岁会，中运火运不及助在泉少阴君火，在泉热化盛，大肠肺病加重。

丁卯年、丁酉年，中运木运不及，中运木生在泉火，在泉热化稍增强，大肠肺病稍加重。

己卯年、己酉年，中运土运不及，中运土耗在泉火，在泉热化稍微减弱，大肠肺病也稍有减轻。

辛卯年、辛酉年，中运水运不及，中运水克在泉火，在泉热化有所减轻，大肠肺病稍有减轻。

乙卯年、乙酉年，中运金运不及，金不及肺大肠本虚，在泉热化虽未增强，

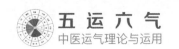

由于大肠肺本虚，故大肠肺病加重。

6. 五辰年、五戌年太阴湿土在泉

壬辰年　戊辰年　甲辰年　庚辰年　丙辰年　壬戌年　戊戌年　甲戌年　庚戌年　丙戌年

五辰年，在泉正化，雨化五；五戌年，在泉对化，雨化五。甘物生多，行湿令，膀胱腑病，久及肾，胃脾气盛而自病。人体下部易有湿证，如四肢乏力、腿胀、腿肿等。

甲辰年、甲戌年，为同天符，中运土运太过助在泉太阴湿土湿化，在泉湿化盛，膀胱肾病危重。

戊辰年、戊戌年，中运火运太过，中运火生在泉土，在泉湿化稍增强，膀胱肾病稍加重。

庚辰年、庚戌年，中运金运太过，中运金耗在泉土，在泉湿化稍微减弱，膀胱肾病也稍有减轻。

壬辰年、壬戌年，中运木运太过，中运木克在泉土，在泉湿化减弱，膀胱肾病减轻。

丙辰年、丙戌年，中运水运太过，肾膀胱气盛，在泉土虽克肾膀胱，膀胱肾病也轻。

六、在泉左右二间气

（一）在泉左右二间气化令行令条件

在泉左右二间气随在泉司值于地。在泉正化，二间气化令隐而不显不行令。在泉对化气虚或在泉正化中运克在泉之气致在泉小虚，在泉左右二间气化令行令。

在泉气虚，并不是指在泉已经退位，而是在泉仍在位，力量弱，左间气或右间气与在泉同时化令。

（二）在泉对化三十年左右二间气化令行令

在泉对化，地令虚而行间气，在泉与中运不相得，则左右二间气均行令。地从奇数，先行左间次行右间；地从偶数，先行右间后行左间。中运克在泉之气，为

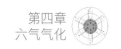

在泉与中运不相得。

在泉对化,地令虚而行间气,在泉与中运相得及运不胜地,只行一间。地从奇数,只行左间不行右间;地从偶数,只行右间不行左间。中运与在泉同气、中运生在泉之气、在泉生中运之气,为在泉与中运相得。在泉克中运之气,为运不胜地。

至地时,从奇数,从偶数,依据目前资料,尚无法判断奇数偶数是指在泉气至之日或在泉气至之时辰。

1. 五子年

戊子年,中运火克在泉金,在泉与中运不相得。

戊子年,二间气均行化令。地从奇数,先行左间次行右间;从偶数,先行右间后行左间。

甲子年,中运土生在泉金,在泉与中运相得。

丙子年,在泉金生中运水,在泉与中运相得。

庚子年,在泉金与中运金同气,在泉与中运相得。

壬子年,在泉金克中运木,运不胜地。

甲子年、丙子年、庚子年、壬子年,只一间气行化令。地从奇数,只行左间不行右间;从偶数,只行右间不行左间。

2. 五丑年

己丑年,中运土克在泉水,在泉与中运不相得。

己丑年,二间气均行化令。地从奇数,先行左间次行右间;从偶数,先行右间后行左间。

乙丑年,中运金生在泉水,在泉与中运相得。

丁丑年,在泉水生中运木,在泉与中运相得。

辛丑年,在泉水与中运水同气,在泉与中运相得。

癸丑年,在泉水克中运火,运不胜地。

乙丑年、丁丑年、辛丑年、癸丑年,只一间气行化令。地从奇数,只行左间不行右间;从偶数,只行右间不行左间。

3. 五酉年

辛酉年,中运水克在泉火,在泉与中运不相得。

辛酉年，二间气均行化令。地从奇数，先行左间次行右间；从偶数，先行右间后行左间。

丁酉年，中运木生在泉火，在泉与中运相得。

己酉年，在泉火生中运土，在泉与中运相得。

癸酉年，在泉火与中运火同气，在泉与中运相得。

乙酉年，在泉火克中运金，运不胜地。

丁酉年、己酉年、癸酉年、乙酉年，只一间气行化令。地从奇数，只行左间不行右间；从偶数，只行右间不行左间。

4. 五戌年

壬戌年，中运木克在泉土，在泉与中运不相得。

壬戌年，二间气均行化令。地从奇数，先行左间次行右间；从偶数，先行右间后行左间。

戊戌年，中运火生在泉土，在泉与中运相得。

庚戌年，在泉土生中运金，在泉与中运相得。

甲戌年，在泉土与中运土同气，在泉与中运相得。

丙戌年，在泉土克中运水，运不胜地。

戊戌年、庚戌年、甲戌年、丙戌年，只一间气行化令。地从奇数，只行左间不行右间；从偶数，只行右间不行左间。

5. 五巳年

辛巳年，中运水克在泉火，在泉与中运不相得。

辛巳年，二间气均行化令。地从奇数，先行左间次行右间；从偶数，先行右间后行左间。

己巳年，在泉火生中运土，在泉与中运相得。

丁巳年，中运木生在泉火，在泉与中运相得。

癸巳年，在泉火与中运火同气，在泉与中运相得。

乙巳年，在泉火克中运金，运不胜地。

己巳年、丁巳年、癸巳年、乙巳年，只一间气行化令。地从奇数，只行左间不行右间；从偶数，只行右间不行左间。

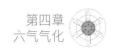

6. 五寅年

庚寅年，中运金克在泉木，在泉与中运不相得。

庚寅年，二间气均行化令。地从奇数，先行左间次行右间；从偶数，先行右间后行左间。

丙寅年，中运水生在泉木，在泉与中运相得。

戊寅年，在泉木生中运火，在泉与中运相得。

壬寅年，在泉木与中运木同气，在泉与中运相得。

甲寅年，在泉木克中运土，运不胜地。

丙寅年、戊寅年、壬寅年、甲寅年，只一间气行化令。地从奇数，只行左间不行右间；从偶数，只行右间不行左间。

（三）在泉正化中运克在泉之气左右二间气化令行令

戊午年，中运火克在泉金。

庚申年，中运金克在泉木。

壬辰年，中运木克在泉土。

辛亥年，中运水克在泉火。

辛卯年，中运水克在泉火。

己未年，中运土克在泉水。

如上六年，中运克正化在泉之气，地令小虚，只一间气行化令。地从奇数，只行左间不行右间；从偶数，只行右间不行左间。

（四）在泉左右二间气行令气化与疾病影响

在泉左右二间气行令开始日目前尚不知如何计算。既不知是在泉二间气哪一间气行令，也不知何时行令，如何判断二间气是否行化令以及化令的影响呢？

在泉左右二间气虽难以预定是否已到、何时到，但在泉左右二间气引发的气候与疾病变化是固定的，所以可根据气候变化及患者疾病变化判断在泉左右二间气是否行令，若行令是属于左间气还是右间气。

在泉间气化令，先化味、色，后化气令，气令化会引发气候与疾病变化。

厥阴间化，先酸化、青化，后行风令，致胃脾病，甚则胆肝自病。

少阴间化，先苦化、赤化，后行热令，致大肠肺病，甚则小肠心自病。

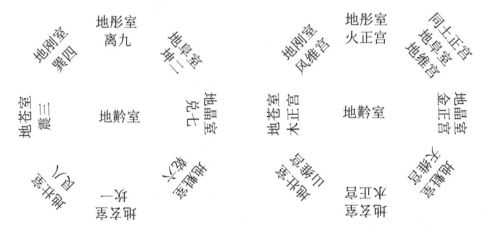

少阳间化，同少阴间至同令同病，化令更甚之，引发疾病也更甚之。

太阴间化，先甘化、黅化，后行湿令，致膀胱肾病，甚则胃脾自病。

阳明间化，先辛化、白化，后行燥令，致胆肝病，甚则大肠肺自病。

太阳间化，先咸化、黑化，后行寒令，致小肠心病，甚则膀胱肾自病。

（五）在泉左右二间气行令时间跨度

在泉间气行令时长，依运气原理同司天间气。

七、地九室对在泉影响

（一）地九室简介

在泉气化，会受地九室气化的影响。

地九室为：一地玄室，二地阜室，三地苍室，四地刚室，五地黅室，六地魁室，七地晶室，八地壮室，九地彤室。

地九室在地球内，其具体位置依据现有资料并不能确定。

地九室九宫八卦五行定位图如下。

一宫地玄室为水位正宫；九宫地彤室是火位正宫；三宫地苍室为木位正宫；七宫地晶室为金位正宫；五宫地黅室为土位正宫；二宫地阜室为坤卦所在宫位，是维宫，但同土位正宫；四宫地刚室、六宫地魁室、八宫地壮室为维宫。

在泉每年入一室，但在泉不入中宫地黅室。在泉所入宫位为司天所入宫位的对宫。如司天入天英室，在泉入地玄室。目前尚不能确定某年司天入哪一室，故也不能确定在泉入哪一室，但根据在泉入各室之气化规律，结合气候与疾病变化，即可用于指导疾病的判断与治疗。

（二）在泉入地八室气化规律

地九室固定不移，故为主，在泉逐年轮转，故为客。

在泉入克己之室，则为主胜；在泉入己克之室，则为客胜。主客之胜没有胜复。客胜则在泉行正常化令，主胜则在泉化令不行，克制在泉之化令行。

在泉入四宫、六宫、八宫三个维宫，在泉化令均不行，在泉左右二间气在正宫，左右二间气代替在泉行令。在泉正化，中运不克在泉，二间气当不行令，但当在泉在四宫、六宫、八宫三个维宫，左右二间气在正宫，左右二间气仍行令。

1. 寅申年厥阴风木在泉入八宫

厥阴风木入七宫地晶室，木入金宫，金克木，故在泉厥阴风木酸化风化不行，反行地晶室辛化燥化。

厥阴风木入二宫地阜室，木入土宫，木克土，故在泉厥阴风木酸化风化行令，地阜室甘化湿化不行令。

即《素问·至真要大论篇第七十四》中讲："厥阴在泉，客胜则大关节不利，内为痉强拘瘛，外为不便；主胜则筋骨繇并，腰腹时痛。"

厥阴风木入地晶室，则为主胜，"筋骨繇并，腰腹时痛"是地晶室金气燥化行令的结果。

厥阴风木入地阜室，则为客胜，"大关节不利，内为痉强拘瘛，外为不便"即是在泉厥阴风木风化行令的结果。

厥阴风木入一宫地玄室，木入水宫，水生木，厥阴风木正常行令。

厥阴风木入三宫地苍室，木入木宫，为地符合德，厥阴风木酸化风化更甚。

厥阴风木入九宫地彤室，木入火宫，木生火，厥阴风木正常行令。

厥阴风木入六宫地魁室，厥阴风木酸化风化不行。厥阴风木左间气少阴君火在一宫地玄室，右间气太阳寒水在七宫地晶室，左间气少阴君火苦化热化与右间气太阳寒水咸化寒化皆代替在泉行令。

厥阴风木入八宫地壮室，厥阴风木酸化风化不行。厥阴风木左间气少阴君火

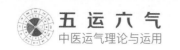

在三宫地苍室，右间气太阳寒水在一宫地玄室，左间气少阴君火苦化热化与右间气太阳寒水咸化寒化皆代替在泉行令。

厥阴风木入四宫地刚室，厥阴风木酸化风化不行。厥阴风木左间气少阴君火在九宫地彤室，右间气太阳寒水在三宫地苍室，左间气少阴君火苦化热化与右间气太阳寒水咸化寒化皆代替在泉行令。

2. 卯酉年少阴君火在泉入八宫

少阴君火入一宫地玄室，火入水宫，水克火，故在泉少阴君火苦化热化不行令，地玄室咸化寒化行令。

少阴君火入七宫地晶室，火入金宫，火克金，故地晶室辛化燥化不行令，在泉少阴君火苦化热化行令。

即《素问·至真要大论篇第七十四》中讲："少阴在泉，客胜则腰痛，尻股膝髀腨胻足痛，瞀热以酸，胕肿不能久立，溲便变。主胜则厥气上行，心痛发热，鬲中，众痹皆作，发于胠胁，魄汗不藏，四逆而起。"

少阴君火入地玄室，则为主胜，"厥气上行，心痛发热，鬲中，众痹皆作，发于胠胁，魄汗不藏，四逆而起"则是地玄室水气寒化行令的结果。

少阴君火入地晶室，则为客胜，"腰痛，尻股膝髀腨胻足痛，瞀热以酸，胕肿不能久立，溲便变"即是在泉少阴君火热化行令的结果。

少阴君火入二宫地阜室，火入土宫，火生土，少阴君火正常行令。

少阴君火入三宫地苍室，火入木宫，木生火，少阴君火正常行令。

少阴君火入九宫地彤室，火入火宫，为地符合德，少阴君火苦化热化更甚。

少阴君火入六宫地魁室，少阴君火苦化热化不行。少阴君火左间气太阴湿土在一宫地玄室，右间气厥阴风木在七宫地晶室，左间气太阴湿土甘化湿化与右间气厥阴风木酸化风化皆代替在泉行令。

少阴君火入八宫地壮室，少阴君火苦化热化不行。少阴君火左间气太阴湿土在三宫地苍室，右间气厥阴风木在一宫地玄室，左间气太阴湿土甘化湿化与右间气厥阴风木酸化风化皆代替在泉行令。

少阴君火入四宫地刚室，少阴君火苦化热化不行。少阴君火左间气太阴湿土在九宫地彤室，右间气厥阴风木在三宫地苍室，左间气太阴湿土甘化湿化与右间气厥阴风木酸化风化皆代替在泉行令。

3. 辰戌年太阴湿土在泉入八宫

太阴湿土入三宫地苍室，土入木宫，木克土，故在泉太阴湿土甘化湿化不行令，地苍室酸化风化行令。

太阴湿土入一宫地玄室，土入水宫，土克水，故地玄室咸化寒化不行令，在泉太阴湿土甘化湿化行令。

即《素问·至真要大论篇第七十四》中讲："太阴在泉，客胜则足痿下重，便溲不时；湿客下焦，发而濡泻及为肿隐曲之疾。主胜则寒气逆满，食饮不下，甚则为疝。"

太阴湿土入地苍室，则为主胜，"寒气逆满，食饮不下，甚则为疝"则是地苍室木气风化行令的结果。

太阴湿土入地玄室，则为客胜，"足痿下重，便溲不时；湿客下焦，发而濡泻及为肿隐曲之疾"即是在泉太阴湿土湿化行令的结果。

太阴湿土入七宫地晶室，土入金宫，土生金，太阴湿土正常行令。

太阴湿土入九宫地彤室，土入火宫，火生土，太阴湿土正常行令。

太阴湿土入二宫地阜室，土入土宫，为地符合德，太阴湿土甘化湿化更甚。

太阴湿土入六宫地魁室，太阴湿土甘化湿化不行。太阴湿土左间气少阳相火在一宫地玄室，右间气少阴君火在七宫地晶室，左间气少阳相火苦化热化与右间气少阴君火苦化热化皆代替在泉行令。

太阴湿土入八宫地壮室，太阴湿土甘化湿化不行。太阴湿土左间气少阳相火在三宫地苍室，右间气少阴君火在一宫地玄室，左间气少阳相火苦化热化与右间气少阴君火苦化热化皆代替在泉行令。

太阴湿土入四宫地刚室，太阴湿土甘化湿化不行。太阴湿土左间气少阳相火在九宫地彤室，右间气少阴君火在三宫地苍室，左间气少阳相火苦化热化与右间气少阴君火苦化热化皆代替在泉行令。

4. 巳亥年少阳相火在泉入八宫

少阳相火入一宫地玄室，火入水宫，水克火，故在泉少阳相火苦化热化不行令，地玄室咸化寒化行令。

少阳相火入七宫地晶室，火入金宫，火克金，故地晶室辛化燥化不行令，在泉少阳相火苦化热化行令。

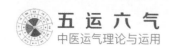

即《素问·至真要大论篇第七十四》中讲："少阳在泉，客胜则腰腹痛而反恶寒，甚则下白溺白；主胜则热反上行，而客于心，心痛发热，格中而呕。"

少阳相火入地玄室，则为主胜，"热反上行，而客于心，心痛发热，格中而呕"是地玄室水气寒化行令的结果。

少阳相火入地晶室，则为客胜，"腰腹痛而反恶寒，甚则下白溺白"是在泉少阳相火热化行令的结果。

少阳相火入二宫地阜室，火入土宫，火生土，少阳相火正常行令。

少阳相火入三宫地苍室，火入木宫，木生火，少阳相火正常行令。

少阳相火入九宫地彤室，火入火宫，为地符合德，少阳相火苦化热化更甚。

少阳相火入六宫地魁室，少阳相火苦化热化不行。少阳相火左间气阳明燥金在一宫地玄室，右间气太阴湿土在七宫地晶室，左间气阳明燥金辛化燥化与右间气太阴湿土甘化湿化皆代替在泉行令。

少阳相火入八宫地壮室，少阳相火苦化热化不行。少阳相火左间气阳明燥金在三宫地苍室，右间气太阴湿土在一宫地玄室，左间气阳明燥金辛化燥化与右间气太阴湿土甘化湿化皆代替在泉行令。

少阳相火入四宫地刚室，少阳相火苦化热化不行。少阳相火左间气阳明燥金在九宫地彤室，右间气太阴湿土在三宫地苍室，左间气阳明燥金辛化燥化与右间气太阴湿土甘化湿化皆代替在泉行令。

5. 子午年阳明燥金在泉入八宫

阳明燥金入九宫地彤室，金入火宫，火克金，故在泉阳明燥金辛化燥化不行令，地彤室苦化热化行令。

阳明燥金入三宫地苍室，金入木宫，金克木，故地苍室酸化风化不行令，在泉阳明燥金辛化燥化行令。

即《素问·至真要大论篇第七十四》中讲："阳明在泉，客胜则清气动下，少腹坚满，而数便泻。主胜则腰重腹痛，少腹生寒，下为鹜溏，则寒厥于肠，上冲胸中，甚则喘，不能久立。"

阳明燥金入地彤室，则为主胜，"腰重腹痛，少腹生寒，下为鹜溏，则寒厥于肠，上冲胸中，甚则喘，不能久立"则是地彤室火气热化行令的结果。

阳明燥金入地苍室，则为客胜，"清气动下，少腹坚满，而数便泻"即是在泉阳明燥金燥化行令的结果。

阳明燥金入一宫地玄室，金入水宫，金生水，阳明燥金正常行令。

阳明燥金入二宫地阜室，金入土宫，土生金，阳明燥金正常行令。

阳明燥金入七宫地晶室，金入金宫，为地符合德，阳明燥金辛化燥化更甚。

阳明燥金入六宫地魁室，阳明燥金辛化燥化不行。阳明燥金左间气太阳寒水在一宫地玄室，右间气少阳相火在七宫地晶室，左间气太阳寒水咸化寒化与右间气少阳相火苦化热化皆代替在泉行令。

阳明燥金入八宫地壮室，阳明燥金辛化燥化不行。阳明燥金左间气太阳寒水在三宫地苍室，右间气少阳相火在一宫地玄室，左间气太阳寒水咸化寒化与右间气少阳相火苦化热化皆代替在泉行令。

阳明燥金入四宫地刚室，阳明燥金辛化燥化不行。阳明燥金左间气太阳寒水在九宫地彤室，右间气少阳相火在三宫地苍室，左间气太阳寒水咸化寒化与右间气少阳相火苦化热化皆代替在泉行令。

6. 丑未年太阳寒水在泉入八宫

太阳寒水入二宫地阜室，水入土宫，土克水，故在泉太阳寒水咸化寒化不行令，地阜室甘化湿化行令。

太阳寒水入九宫地彤室，水入火宫，水克火，故地彤室苦化热化不行令，在泉太阳寒水咸化寒化行令。

即《素问·至真要大论篇第七十四》中讲："太阳在泉，寒复内余，则腰尻痛，屈伸不利，股胫足膝中痛。"此句没有主胜客胜字样，依据上下文意，疑是传抄遗漏。

太阳寒水入地阜室，则为主胜，"股胫足膝中痛"则是地阜室土气湿化行令的结果。

太阳寒水入地彤室，则为客胜，"腰尻痛，屈伸不利"即是在泉太阳寒水寒化行令的结果。

太阳寒水入三宫地苍室，水入木宫，水生木，太阳寒水正常行令。

太阳寒水入七宫地晶室，水入金宫，金生水，太阳寒水正常行令。

太阳寒水入一宫地玄室，水入水宫，为地符合德，太阳寒水咸化寒化更甚。

太阳寒水入六宫地魁室，太阳寒水咸化寒化不行。太阳寒水左间气厥阴风木在一宫地玄室，右间气阳明燥金在七宫地晶室，左间气厥阴风木酸化风化与右间气阳明燥金辛化燥化皆代替在泉行令。

太阳寒水入八宫地壮室，太阳寒水咸化寒化不行。太阳寒水左间气厥阴风木在三宫地苍室，右间气阳明燥金在一宫地玄室，左间气厥阴风木酸化风化与右间气阳明燥金辛化燥化皆代替在泉行令。

太阳寒水入四宫地刚室，太阳寒水咸化寒化不行。太阳寒水左间气厥阴风木在九宫地彤室，右间气阳明燥金在三宫地苍室，左间气厥阴风木酸化风化与右间气阳明燥金辛化燥化皆代替在泉行令。

第五章　运气变化

一、六气正常升降规律

司天左右二间气随司天司值于天，从属于天气；在泉左右二间气随在泉司值于地，从属于地气。司天、在泉每年轮值，司天、在泉的左右二间气也逐年升降。

六气升降具体规律如下。

本年度司天退位为下年度司天右间，本年度司天左间迁正为下年度司天，本年度司天右间下降为下年度在泉左间；本年度在泉退位为下年度在泉右间，本年度在泉左间迁正为下年度在泉，本年度在泉右间上升为下年度司天左间。

每年气交时，司天右间下降为在泉左间，从天气下降为地气，在地三年，历经在泉左间、在泉、在泉右间，在第四年上升为司天左间。

每年气交时，在泉右间上升为司天左间，从地气上升为天气，在天三年，历经司天左间、司天、司天右间，在第四年下降为在泉左间。

正常情况下，六气轮值升降每年如此。

分述如下。

（一）子午年交司丑未年六气轮值升降

子午年少阴君火司天，司天左间为太阴湿土，司天右间为厥阴风木；阳明燥金在泉，在泉左间为太阳寒水，在泉右间为少阳相火。子午年交于丑未年，子午年司天少阴君火退位为丑未年司天右间，子午年司天左间太阴湿土迁正为丑未年司天，子午年司天右间厥阴风木下降为丑未年在泉左间；子午年在泉阳明燥金退位为丑未年在泉右间，子午年在泉左间太阳寒水迁正为丑未年在泉，子午年在泉右间少阳相火上升为丑未年司天左间。

以下为子午年交司丑未年六气轮值升降图。

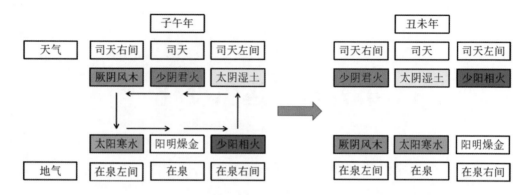

（二）丑未年交司寅申年六气轮值升降

丑未年太阴湿土司天，司天左间为少阳相火，司天右间为少阴君火；太阳寒水在泉，在泉左间为厥阴风木，在泉右间为阳明燥金。丑未年交于寅申年，丑未年司天太阴湿土退位为寅申年司天右间，丑未年司天左间少阳相火迁正为寅申年司天，丑未年司天右间少阴君火下降为寅申年在泉左间；丑未年在泉太阳寒水退位为寅申年在泉右间，丑未年在泉左间厥阴风木迁正为寅申年在泉，丑未年在泉右间阳明燥金上升为寅申年司天左间。

以下为丑未年交司寅申年六气轮值升降图。

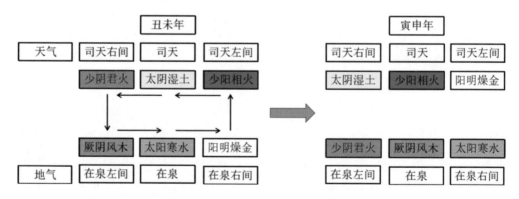

（三）寅申年交司卯酉年六气轮值升降

寅申年少阳相火司天，司天左间为阳明燥金，司天右间为太阴湿土；厥阴风木在泉，在泉左间为少阴君火，在泉右间为太阳寒水。寅申年交于卯酉年，寅申年司天少阳相火退位为卯酉年司天右间，寅申年司天左间阳明燥金迁正为卯酉年司天，寅申年司天右间太阴湿土下降为卯酉年在泉左间；寅申年在泉厥阴风木退位为卯酉年在泉右间，寅申年在泉左间少阴君火迁正为卯酉年在泉，寅申年在泉右间太阳寒水上升为卯酉年司天左间。

以下为寅申年交司卯酉年六气轮值升降图。

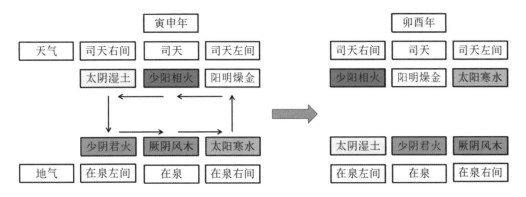

（四）卯酉年交司辰戌年六气轮值升降

卯酉年阳明燥金司天，司天左间为太阳寒水，司天右间为少阳相火；少阴君火在泉，在泉左间为太阴湿土，在泉右间为厥阴风木。卯酉年交于辰戌年，卯酉年司天阳明燥金退位为辰戌年司天右间，卯酉年司天左间太阳寒水迁正为辰戌年司天，卯酉年司天右间少阳相火下降为辰戌年在泉左间；卯酉年在泉少阴君火退位为辰戌年在泉右间，卯酉年在泉左间太阴湿土迁正为辰戌年在泉，卯酉年在泉右间厥阴风木上升为辰戌年司天左间。

以下为卯酉年交司辰戌年六气轮值升降图。

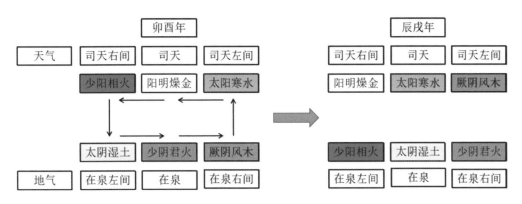

（五）辰戌年交司巳亥年六气轮值升降

辰戌年太阳寒水司天，司天左间为厥阴风木，司天右间为阳明燥金；太阴湿土在泉，在泉左间为少阳相火，在泉右间为少阴君火。辰戌年交于巳亥年，辰戌年司天太阳寒水退位为巳亥年司天右间，辰戌年司天左间厥阴风木迁正为巳亥年司天，辰戌年司天右间阳明燥金下降为巳亥年在泉左间；辰戌年在泉太阴湿土退位为巳亥年在泉右间，辰戌年在泉左间少阳相火迁正为巳亥年在泉，辰戌年在泉右间少阴君火上升为巳亥年司天左间。

以下为辰戌年交司巳亥年六气轮值升降图。

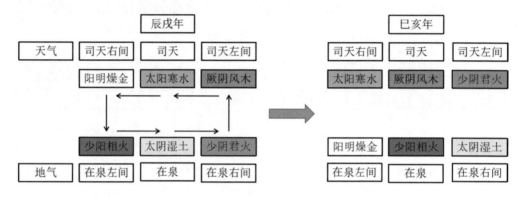

（六）巳亥年交司午子年六气轮值升降

巳亥年厥阴风木司天，司天左间为少阴君火，司天右间为太阳寒水；少阳相火在泉，在泉左间为阳明燥金，在泉右间为太阴湿土。巳亥年交于午子年，巳亥年司天厥阴风木退位为午子年司天右间，巳亥年司天左间少阴君火迁正为午子年司天，巳亥年司天右间太阳寒水下降为午子年在泉左间；巳亥年在泉少阳相火退位为午子年在泉右间，巳亥年在泉左间阳明燥金迁正为午子年在泉，巳亥年在泉右间太阴湿土上升为午子年司天左间。

以下为巳亥交司午子年六气轮值升降图。

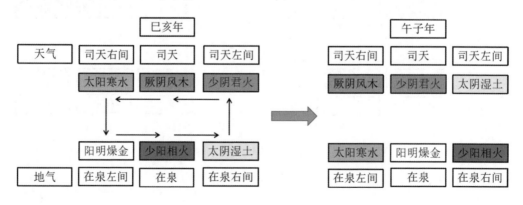

二、六气迁正退位变化

（一）司天迁正退位变化

司天正常所司时间为一年三百六十五又四分之一天，但司天有的年份司值时间或短或长，短则一百日以下，长则四百、五百多日。

1. 司天早退位

司天不至交司日而退位称为司天早退位。司天早退位，司天左间接司天而行化令。即便司天正化，司天在正宫、二间气在维宫，司天早退位，左间气仍接司天行化令。司天左间气接间行令时长，中运克间气，则为相应五行生数十倍，中运不克间气，则为相应五行成数十倍。

若司天早退位，则司天之化令不行，司天左间接司天，则行司天左间之化令，气候与疾病变化均为司天左间化令影响。

巳亥年厥阴风木司天，若司天早退位，司天左间气少阴君火接间，则行少阴君火热化，不行厥阴风木风化。

子午年少阴君火司天，若司天早退位，司天左间气太阴湿土接间，则行太阴湿土湿化，不行少阴君火热化。

丑未年太阴湿土司天，若司天早退位，司天左间气少阳相火接间，则行少阳相火热化，不行太阴湿土湿化。

寅申年少阳相火司天，若司天早退位，司天左间气阳明燥金接间，则行阳明燥金燥化，不行少阳相火热化。

卯酉年阳明燥金司天，若司天早退位，司天左间气太阳寒水接间，则行太阳寒水寒化，不行阳明燥金燥化。

辰戌年太阳寒水司天，若司天早退位，司天左间气厥阴风木接间，则行厥阴风木风化，不行太阳寒水寒化。

2. 司天复布政

司天过交司日仍不退位，称为司天复布政。司天复布政，司天左间则不得迁正为司天，司天左间即郁而化病。

司天不退位复布政，本岁司天左间至新岁不能正常迁正为司天，即产生郁气，从而导致疾病；新岁仍行前岁司天化令，气候与疾病变化均受前岁司天化令影响。

巳亥年厥阴风木司天，过交司日至午子年厥阴风木复布政，则行厥阴风木风化，对气候与疾病的影响见《素问·本病论篇第七十三》："厥阴不退位，即大风早举，时雨不降，湿令不化，民病温疫，疵废，风生，皆肢节痛，头目痛，伏热内烦，咽喉干引饮。"

巳亥年左间气少阴君火至午子年不得迁正而郁，产生火郁之病，对气候与疾病的影响见《素问·本病论篇第七十三》："少阴不迁正，即冷气不退，春冷后寒，暄暖不时。民病寒热，四肢烦痛，腰脊强直。木气虽有余，而位不过于君火也。"直至厥阴风木退位，少阴君火迁正，始正常行少阴君火热化之令。因主气二之气为少阴君火，故厥阴风木复布政不会超过二之气，至二之气，左间气少阴君火必迁正为司天。

子午年少阴君火司天，过交司日至丑未年少阴君火复布政，则行少阴君火热化，对气候与疾病的影响见《素问·本病论篇第七十三》："少阴不退位，即温生春冬，蛰虫早至，草木发生，民病膈热，咽干，血溢，惊骇，小便赤涩，丹瘤，疮疡留毒。"

子午年左间气太阴湿土至丑未年不得迁正而郁，产生土郁之病，对气候与疾病的影响见《素问·本病论篇第七十三》："太阴不迁正，即云雨失令，万物枯焦，当生不发。民病手足肢节肿满，大腹水肿，填臆不食，飧泄胁满，四肢不举。湿化欲令，热犹治之，温煦于气，亢而不泽。"直至少阴君火退位，太阴湿土迁正，始正常行太阴湿土湿化之令。

丑未年太阴湿土司天，过交司日至寅申年太阴湿土复布政，则行太阴湿土湿化，对气候与疾病的影响见《素问·本病论篇第七十三》："太阴不退位，而取寒暑不时，埃昏布作，湿令不去，民病四肢少力，食饮不下，泄注淋满，足胫寒，阴痿，闭塞，失溺，小便数。"

丑未年左间气少阳相火至寅申年不得迁正而郁，产生火郁之病，对气候与疾病的影响见《素问·本病论篇第七十三》："少阳不迁正，即炎灼弗令，苗莠不荣，酷暑于秋，肃杀晚至，霜露不时。民病痎疟，骨热，心悸，惊骇；甚时血溢。"直至太阴湿土退位，少阳相火迁正，始正常行少阳相火热化之令。

寅申年少阳相火司天，过交司日至卯酉年少阳相火复布政，则行少阳相火热化，对气候与疾病的影响见《素问·本病论篇第七十三》："少阳不退位，即热生于春，暑乃后化，冬温不冻，流水不冰，蛰虫出见，民病少气，寒热更作，便血，上热，小腹坚满，小便赤沃，甚则血溢。"

寅申年左间气阳明燥金至卯酉年不得迁正而郁，产生金郁之病，对气候与疾病的影响见《素问·本病论篇第七十三》："阳明不迁正，则暑化于前，肃杀于后，草木反荣。民病寒热，鼽嚏，皮毛折，爪甲枯焦；甚则喘嗽息高，悲伤不乐。热化乃布，燥化未令，即清劲未行，肺金复病。"直至少阳相火退位，阳明燥金迁正，始正常行阳明燥金燥化之令。

卯酉年阳明燥金司天，过交司日至辰戌年阳明燥金复布政，则行阳明燥金燥化，对气候与疾病的影响见《素问·本病论篇第七十三》："阳明不退位，即春生清冷，草木晚荣，寒热间作。民病呕吐，暴注，食饮不下，大便干燥，四肢不举，目瞑掉眩。"

卯酉年左间气太阳寒水至辰戌年不得迁正而郁，产生水郁之病，对气候与疾病的影响见《素问·本病论篇第七十三》："太阳不迁正，即冬清反寒，易令于春，杀霜在前，寒冰于后，阳光复治，凛冽不作，民病温疠至，喉闭嗌干，烦躁而渴，喘息而有音也。寒化待燥，犹治天气，过失序，与民作灾。"直至阳明燥金退位，太阳寒水迁正，始正常行太阳寒水寒化之令。

辰戌年太阳寒水司天，过交司日至巳亥年太阳寒水复布政，则行太阳寒水寒化，对气候与疾病的影响见《素问·本病论篇第七十三》："太阳不退位，即春寒夏作，冷雹乃降，沉阴昏翳，二之气寒犹不去。民病痹厥，阴痿，失溺，腰膝皆痛，温疠晚发。"

辰戌年左间气厥阴风木至巳亥年不得迁正而郁，产生木郁之病，对气候与疾病的影响见《素问·本病论篇第七十三》："厥阴不迁正，即风暄不时，花卉萎瘁。民病淋溲，目系转，转筋，喜怒，小便赤。风欲令而寒由不去，温暄不正，春正失时。"直至太阳寒水退位，厥阴风木迁正，始正常行厥阴风木风化之令。

（二）在泉迁正退位变化

在泉正常所司时间为一年三百六十五又四分之一天，但在泉有的年份司值时间或短或长，短则一百八十二日多一些，长则四百、五百多日。

1. 在泉早退位

在泉不至交司日而退位称为在泉早退位，在泉早退位，在泉左间气接在泉而行令化。在泉正化，在泉在正宫、二间气在维宫，二间气当不行令，但当在泉早退，左间气接在泉，则在泉左间气仍行令。在泉左间气接间行令时长，依运气原理，中运克间气，则为相应五行生数十倍，中运不克间气，则为相应五行成数十倍。

在泉早退位，则在泉之化令不行，在泉左间气接间，则行在泉左间气之化令。

寅申年厥阴风木在泉，若在泉早退位，在泉左间气少阴君火接间，则行少阴君火苦化、赤化、热令，不行厥阴风木酸化、青化、风令。

卯酉年少阴君火在泉，若在泉早退位，在泉左间气太阴湿土接间，则行太阴湿土甘化、黄化、湿令，不行少阴君火苦化、赤化、热令。

辰戌年太阴湿土在泉，若在泉早退位，在泉左间气少阳相火接间，则行少阳相火苦化、赤化、热令，不行太阴湿土甘化、黄化、湿令。

巳亥年少阳相火在泉，若在泉早退位，在泉左间气阳明燥金接间，则行阳明燥金辛化、白化、燥令，不行少阳相火苦化、赤化、热令。

子午年阳明燥金在泉，若在泉早退位，在泉左间气太阳寒水接间，则行太阳寒水咸化、黑化、寒令，不行阳明燥金辛化、白化、燥令。

丑未年太阳寒水在泉，若在泉早退位，在泉左间气厥阴风木接间，则行厥阴风木酸化、青化、风令，不行太阳寒水咸化、黑化、寒令。

2. 在泉复布政

在泉过交司日至新岁仍不退位，称为在泉复布政。在泉复布政，在泉左间气则不得迁正为在泉。至新岁，去岁在泉复布政，则行去岁在泉化令，去岁在泉左间气至新岁不得迁正为在泉则不行化令。

寅申年厥阴风木在泉，过交司日至卯酉年厥阴风木在泉不退位而复布政，卯酉年则行厥阴风木酸化、青化、风令。寅申年在泉左间气少阴君火至卯酉年不迁正，则不行少阴君火苦化、赤化、热令。

卯酉年少阴君火在泉，过交司日至辰戌年少阴君火在泉不退位而复布政，辰戌年则行少阴君火苦化、赤化、热令。卯酉年在泉左间气太阴湿土至辰戌年不迁正，则不行太阴湿土甘化、黄化、湿令。

辰戌年太阴湿土在泉，过交司日至巳亥年太阴湿土在泉不退位而复布政，巳亥年则行太阴湿土甘化、黄化、湿令。辰戌年在泉左间气少阳相火至巳亥年不迁正，则不行少阳相火苦化、赤化、热令。

巳亥年少阳相火在泉，过交司日至午子年少阳相火在泉不退位而复布政，午子年则行少阳相火苦化、赤化、热令。巳亥年在泉左间气阳明燥金至午子年不迁正，则不行阳明燥金辛化、白化、燥令。

子午年阳明燥金在泉，过交司日至丑未年阳明燥金在泉不退位而复布政，丑未年则行阳明燥金辛化、白化、燥令。子午年在泉左间气太阳寒水至丑未年不迁正，则不行太阳寒水咸化、黑化、寒令。

丑未年太阳寒水在泉，过交司日至寅申年太阳寒水在泉不退位而复布政，寅申年则行太阳寒水咸化、黑化、寒令，丑未年在泉左间气厥阴风木至寅申年不迁正，则不行厥阴风木酸化、青化、风令。

三、六气升降失常变化

（一）在泉右间当升不升而郁

每岁交司时在泉右间升天为新岁司天左间。但遇下述三种情况，在泉右间当升而不得升。

若遇克己之天九室，在泉右间当升而不得升；在泉右间未升，克己之中运已至，在泉右间当升而不得升；至新岁，旧岁司天不退位而复布政，旧岁司天克制当升之在泉右间，在泉右间当升而不得升。

在泉右间当升而不得升，则克制当升在泉右间的气化行令，当升在泉右间郁而为病。

不同年份在泉右间当升不升而郁，分述如下。

1. 巳亥年

辰戌交于巳亥年，辰戌年在泉右间少阴君火当上升为巳亥年司天左间。

若巳亥年遇天蓬室主政，天蓬室水克旧岁在泉右间火，少阴君火当升而不得升。

若辰戌年太阳寒水司天交司巳亥年仍复布政，巳亥年厥阴风木未迁正，少阴君火则不得升天，遇辛巳年、辛亥年中运水运已至，中运水克旧岁在泉右间火，少阴君火当升而不得升。

辛巳、辛亥年中运在司天交司后至，故须旧岁司天复布政，新岁司天未迁正，旧岁在泉右间未升天，才会有中运先至克制将升在泉右间之格局。

若辰戌年太阳寒水司天交司巳亥年仍复布政，司天水克旧岁在泉右间火，少阴君火当升而不得升。

少阴君火当升不升，则寒化行令，见《素问·本病论篇第七十三》："清寒复作，冷生旦暮。民病伏阳，而内生烦热，心神惊悸，寒热间作。"少阴君火当升不升郁久而化病，见《素问·本病论篇第七十三》："日久成郁，即暴热乃至，赤风瞳翳，化疫，温疠暖作，赤气彰而化火疫，皆烦而燥渴，渴甚，治之以泄之可止。"

2. 午子年

巳亥交于午子年，巳亥年在泉右间太阴湿土当上升为午子年司天左间。

若午子年遇天冲室主政，天冲室木克旧岁在泉右间土，太阴湿土当升而不得升。

若遇壬午年、壬子年，中运木运太过在司天前至，中运木克旧岁在泉右间土，太阴湿土当升而不得升。

若巳亥年厥阴风木司天交司午子年仍复布政，司天木克旧岁在泉右间土，太阴湿土当升而不得升。

太阴湿土当升不升，则风化行令，见《素问·本病论篇第七十三》："风埃四起，时举埃昏，雨湿不化。民病风厥涎潮，偏痹不随，胀满。"太阴湿土当升不升郁久而化病，见《素问·本病论篇第七十三》："久而伏郁，即黄埃化疫也。民病夭亡，脸肢府黄疸满闭。湿令弗布，雨化乃微。"

3. 丑未年

子午交于丑未年，子午年在泉右间少阳相火当上升为丑未年司天左间。

若丑未年遇天蓬室主政，天蓬室水克旧岁在泉右间火，少阳相火当升而不得升。

若遇辛丑年、辛未年，中运平气运，中运在司天日至，中运水克旧岁在泉右间火，少阳相火当升而不得升。

若子午年少阴君火司天交司丑未年仍复布政，司天火不克旧岁在泉右间火，故不会抑制少阳相火上升。

少阳相火当升不升，则寒化行令，见《素问·本病论篇第七十三》："寒冰反布，凛冽如冬，水复涸，冰再结，暄暖乍作，冷夏布之，寒暄不时。民病伏阳在内，烦热生中，心神惊骇，寒热间争。"少阳相火当升不升郁久而化病，见《素问·本病论篇第七十三》："以成久郁，即暴热乃生，赤风气肿翳，化成疫疠，乃化作伏热内烦，痹而生厥，甚则血溢。"

4. 寅申年

丑未交于寅申年，丑未年在泉右间阳明燥金当上升为寅申年司天左间。

若寅申年遇天英室主政，天英室火克旧岁在泉右间金，阳明燥金当升而不得升。

若遇戊寅年、戊申年，中运火运太过在司天前至，中运火克旧岁在泉右间金，阳明燥金当升而不得升。

若丑未年太阴湿土司天交司寅申年仍复布政，司天土不克旧岁在泉右间金，不会抑制阳明燥金升天。

阳明燥金当升不升，则火化行令，见《素问·本病论篇第七十三》："时雨不降，西风数举，咸卤燥生。民病上热喘嗽，血溢。"阳明燥金当升不升郁久而化病，见《素问·本病论篇第七十三》："久而化郁，即白埃翳雾，清生杀气，民病胁满，悲伤，寒鼽嚏，嗌干，手坼皮肤燥。"

5. 卯酉年

寅申交于卯酉年，寅申年在泉右间太阳寒水当上升为卯酉年司天左间。

若卯酉年遇天芮室主政，天芮室土克旧岁在泉右间水，太阳寒水当升而不得升。

若寅申年少阳相火司天交司卯酉年仍复布政，卯酉年阳明燥金未迁正，太阳寒水则不得升天，遇己卯、己酉年中运土运已至，中运土克旧岁在泉右间水，太阳寒水当升而不得升。

己卯、己酉年中运在司天交司后至，故须旧岁司天复布政，新岁司天未迁正，旧岁在泉右间未升天，才会有中运先至克制将升在泉右间之格局。

若寅申年少阳相火司天交司卯酉年仍复布政，司天火不克旧岁在泉右间水，故不会抑制太阳寒水上升。

太阳寒水当升不升，则湿化行令，见《素问·本病论篇第七十三》："湿而热蒸，寒生两间。民病注下，食不及化。"太阳寒水当升不升郁久而化病，见《素问·本病论篇第七十三》："久而成郁，冷来客热，冰雹卒至。民病厥逆而哕，热生于内，气痹于外，足胫酸疼，反生心悸，懊热，暴烦而复厥。"

6. 辰戌年

卯酉交于辰戌年，卯酉年在泉右间厥阴风木当上升为辰戌年司天左间。

若辰戌年遇天柱室主政，天柱室金克旧岁在泉右间木，厥阴风木当升而不得升。

若遇庚辰年、庚戌年，中运金运太过在司天前至，中运金克旧岁在泉右间木，厥阴风木当升而不得升。

若卯酉年阳明燥金司天交司辰戌年仍复布政，司天金克旧岁在泉右间木，厥阴风木当升而不得升。

厥阴风木当升不升，则燥化行令，见《素问·本病论篇第七十三》："清生风少，肃杀于春，露霜复降，草木乃萎。民病温疫早发，咽嗌乃干，四肢满，肢节皆痛。"厥阴风木当升不升郁久而化病，见《素问·本病论篇第七十三》："久而化郁，即大风摧拉，折陨鸣紊。民病卒中偏痹，手足不仁。"

（二）司天右间当降不降而郁

每岁交司时司天右间降地为新岁在泉左间。但如下三种情况下，司天右间当降而不得降。

若遇克己之地九室，司天右间当降而不得降；司天右间未降，克己之中运已至，司天右间当降而不得降；至新岁，旧岁在泉不退位而复布政，旧岁在泉克制当降之司天右间，司天右间当降而不得降。

司天右间当降而不得降，则克制当降司天右间的气化行令，当降司天右间郁而为病。

不同年份司天右间当降不降而郁，分述如下。

1. 寅申年

丑未交于寅申年，丑未年司天右间少阴君火当下降为寅申年在泉左间。

若寅申年遇地玄室主政，地玄室水克旧岁司天右间火，少阴君火当降而不得降。

若遇丙寅年、丙申年，中运水运太过在司天前至，中运水克旧岁司天右间火，少阴君火当降而不得降。

若丑未年太阳寒水在泉交司寅申年仍复布政，在泉水克旧岁司天右间火，少阴君火当降而不得降。

少阴君火当降不降，则寒化行令，见《素问·本病论篇第七十三》："彤云才见，黑气反生，暄暖如舒，寒常布雪，凛冽复作，天云惨凄。"少阴君火当降不降郁久而化病，见《素问·本病论篇第七十三》："久而不降，伏之化郁，寒胜复热，赤风化疫，民病面赤、心烦、头痛、目眩也，赤气彰而温病欲作也。"

2. 卯酉年

寅申交于卯酉年，寅申年司天右间太阴湿土当下降为卯酉年在泉左间。

若遇地苍室主政，地苍室木克旧岁司天右间土，太阴湿土当降而不得降。

若遇丁卯年，中运平气运，中运在司天日至，中运木克旧岁司天右间土，太阴湿土当降而不得降。

若申年厥阴风木在泉交司酉年仍复布政，酉年在泉少阴君火未迁正，太阴湿土则不得降地，遇丁酉年中运木运已至，中运木克旧岁司天右间土，太阴湿土当降而不得降。

丁酉年中运在司天交司后至，故须旧岁在泉复布政，新岁在泉未迁正，旧岁司天右间未降地，才会有中运先至克制将降司天右间之格局。

若寅申年厥阴风木在泉交司卯酉年仍复布政，在泉木克旧岁司天右间土，太阴湿土当降而不得降。

太阴湿土当降不降，则风化行令，见《素问·本病论篇第七十三》："黄云见而青霞彰，郁蒸作而大风，雾翳埃胜，折陨乃作。"太阴湿土当降不降郁久而化病，见《素问·本病论篇第七十三》："久而不降也，伏之化郁，天埃黄气，地布湿蒸。民病四肢不举、昏眩、肢节痛、腹满填臆。"

3. 辰戌年

卯酉交于辰戌年，卯酉年司天右间少阳相火当下降为辰戌年在泉左间。

若辰戌年遇地玄室主政，地玄室水克旧岁司天右间火，少阳相火当降而不得降。

若遇丙辰年、丙戌年，中运水运太过在司天前至，中运水克旧岁司天右间火，少阳相火当降而不得降。

若卯酉年少阴君火在泉交司辰戌年仍复布政，在泉火不克旧岁司天右间火，故不会抑制少阳相火下降。

少阳相火当降不降，则寒化行令，见《素问·本病论篇第七十三》："彤云才见，黑气反生，暄暖欲生，冷气卒至，甚则冰雹也。"少阳相火当降不降郁久而化病，见《素问·本病论篇第七十三》："久而不降，伏之化郁，冰气复热，赤风化疫，民病面赤、心烦、头痛、目眩也，赤气彰而热病欲作也。"

4. 巳亥年

辰戌交于巳亥年，辰戌年司天右间阳明燥金当下降为巳亥年在泉左间。

若巳亥年遇地彤室主政，地彤室火克旧岁司天右间金，阳明燥金当降而不得降。

若遇癸巳年、癸亥年，中运平气运，中运在司天日至，中运火克旧岁司天右间金，阳明燥金当降而不得降。

若辰戌年太阴湿土在泉交司巳亥年仍复布政，在泉土不克旧岁司天右间金，故不会抑制阳明燥金下降。

阳明燥金当降不降，则火化行令，见《素问·本病论篇第七十三》："天清而肃，赤气乃彰，暄热反作。民皆错倦，夜卧不安，咽乾引饮，懊热内烦，天清朝暮，暄还复作。"阳明燥金当降不降郁久而化病，见《素问·本病论篇第七十三》："久而不降，伏之化郁，天清薄寒，远生白气。民病掉眩，手足直而不仁，两胁作痛，满目晄晄。"

5. 午子年

巳亥交于午子年，巳亥年司天右间太阳寒水当下降为午子年在泉左间。

若午子年遇地阜室主政，地阜室土克旧岁司天右间水，太阳寒水当降而不得降。

若遇甲子年、甲午年，中运土运太过在司天前至，中运土克旧岁司天右间水，太阳寒水当降而不得降。

若巳亥年少阳相火在泉交司午子年仍复布政，在泉火不克旧岁司天右间水，故不会抑制太阳寒水下降。

太阳寒水当降不降，则雨化行令，见《素问·本病论篇第七十三》："天彰黑气，暝暗凄惨，才施黄埃而布湿，寒化令气，蒸湿复令。"太阳寒水当降不降郁久而化病，见《素问·本病论篇第七十三》："久而不降，伏之化郁，民病大厥，四肢重怠，阴痿少力，天布沉阴，蒸湿间作。"

6. 丑未年

子午交于丑未年，子午年司天右间厥阴风木当下降为丑未年在泉左间。

若丑未年遇地晶室主政，地晶室金克旧岁司天右间木，厥阴风木当降而不得降。

若子午年阳明燥金在泉交司丑未年仍复布政，丑未年在泉太阳寒水未迁正，子午年司天右间厥阴风木则不得降地，遇乙丑年、乙未年中运金运已至，中运金克旧岁司天右间木，厥阴风木当降而不得降。

乙丑年、乙未年，中运在司天交司后至，故须旧岁在泉复布政，新岁在泉未迁正，旧岁司天右间未能降地，才会有中运先至克制将降司天右间之格局。

若子午年阳明燥金在泉交司丑未年仍复布政，在泉金克旧岁司天右间木，厥阴风木当降而不得降。

厥阴风木当降不降，则燥化行令，见《素问·本病论篇第七十三》："苍埃远见，白气承之，风举埃昏，清燥行杀，霜露复下，肃杀布令。"厥阴风木当降不降郁久而化病，见《素问·本病论篇第七十三》："久而不降，抑之化郁，即作风燥相伏，暄而反清，草木萌动，杀霜乃下，蛰虫未见，惧清伤藏。"

四、天地失守化五疫

（一）天地失守两年或三年化疫简介

司天在上，在泉在下，中运处于司天在泉之间。每年司天配在泉有一定的规律，如下图。

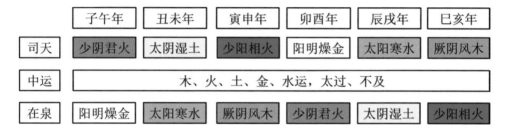

司天、在泉正常配轮，中运之气可维持稳定。若司天在泉不能正常配轮，则称天地失守，《内经》中也称刚柔失守。天地失守，中运则不能维持正常稳定。若在中运太过的年份出现天地失守，后续两年或三年即会产生疫病。具体如下。

在中运太过之年，若前岁司天未退位，当年司天未迁正，在泉正常迁正，则为司天失守，当年的中运由太过转为不及，当年中运则大虚，虚而受刑，克制中运的胜气即会化令，胜已而复，也会产生克制胜气之复气。司天失守，当年中运之气被压制而郁，短则两年，多则三年，被郁的中运之气即会爆发，从而发生疫病。

在中运太过之年，若前岁在泉未退位，当年在泉未迁正，司天正常迁正，则为在泉失守，当年的中运由太过转为不及，当年中运则小虚，虚而受刑，克制中运的胜气即会化令，胜已而复，也会产生克制胜气之复气。在泉失守，当年中运之气被压制而郁，短则两年，多则三年，被郁的中运之气也会爆发，从而发生疫病。在泉失守产生的疫病较司天失守要轻微。

后两年为受郁中运所克之运，但为太过之运，受郁之中运不易发作，若是后两年也出现天地失守，中运由盛而虚，疫病即会发作。后三年中运克受郁之中运，但后三年中运为不及，力量弱，故后三年受郁中运易发作而产生疫病。

（二）天地失守化五疫举例

1. 甲子年天地失守两年或三年化土疫

司天失守

甲子年，中运本土运太过，若癸亥年厥阴风木司天至甲子年仍复布政，甲子年少阴君火则不能迁正司天，若在泉阳明燥金已正常迁正，则司天为厥阴风木，在泉为阳明燥金，司天失守，中运由土运太过转为土运不及。见下图。

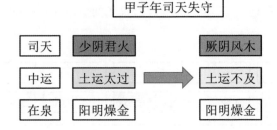

中运由太过转为不及，中运大虚，甲子年由雨多、脾胃气旺转变为雨少、脾胃虚弱，木气胜气化令则多风，木克土，易生脾胃病，复气金气至，则多清燥，肝胆受病，脾胃虚弱虽减轻，但仍存在一定程度的虚弱。

在泉失守

甲子年，中运本土运太过，若癸亥年少阳相火在泉至甲子年仍复布政，甲子年阳明燥金则不能迁正在泉，若司天少阴君火已正常迁正，则司天为少阴君火，在泉为少阳相火，在泉失守，中运由土运太过转为土运不及。见下图。

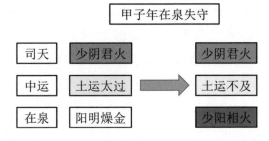

中运由太过转为不及，中运小虚，脾胃小虚。中运或有小胜复，或小胜无复。

两年或三年化土疫

甲子年天地失守，中运土气严重被郁，早至甲子年后第二年丙寅年，晚至甲子年后第三年丁卯年，被郁的土气发作，产生疫病，土疫发作，产生肾膀胱系统疾病。司天失守，土疫严重；在泉失守，土疫较轻。

丙寅年司天在泉正常迁正，中运水运太过，土运不易郁发，即便发作也较轻微；若丙寅年天地失守，中运由水运太过转为水运不及，则土运容易郁发，若发作则极为严重，故早至丙寅年土疫发作。丁卯年，中运虽为岁会平气，但中运木克中运土之力仍弱，故晚至丁卯年土疫发作。

2. 丙寅年天地失守两年或三年化水疫

司天失守

丙寅年，中运本为水运太过，若乙丑年太阴湿土司天至丙寅年仍复布政，丙寅年少阳相火则不能迁正司天，若在泉厥阴风木已正常迁正，则司天为太阴湿土，在泉为厥阴风木，司天失守，中运由水运太过转为水运不及。见下图。

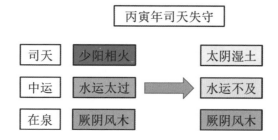

中运由太过转为不及，中运大虚，丙寅年由寒重、肾膀胱气旺转变为寒少、肾膀胱虚弱，土气胜气化令则多雨，土克水，易生肾膀胱病，复气木气至，则多风，脾胃受病，肾膀胱虚弱虽减轻，但仍存在一定程度的虚弱。

在泉失守

丙寅年，中运本为水运太过，若乙丑年太阳寒水在泉至丙寅年仍复布政，丙寅年厥阴风木则不能迁正在泉，若司天少阳相火已正常迁正，则司天为少阳相火，在泉为太阳寒水，在泉失守，中运由水运太过转为水运不及。见下图。

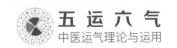

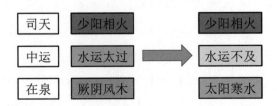

中运由太过转为不及，中运小虚，肾膀胱小虚。中运或有小胜复，或小胜无复。

两年或三年化水疫

丙寅年天地失守，中运水气严重被郁，早至丙寅年后第二年戊辰年，晚至丙寅年后第三年己巳年，被郁的水气发作，产生疫病，水疫发作，产生心小肠系统疾病。司天失守，水疫严重；在泉失守，水疫较轻。

戊辰年司天在泉正常迁正，中运火运太过，水运不易郁发，即便发作也较轻微；若戊辰年天地失守，中运由火运太过转为火运不及，则水运容易郁发，若发作则极为严重，故早至戊辰年水疫发作。己巳年中运土运不及，中运土克中运水之力弱，故晚至己巳年水疫发作。

3. 庚辰年天地失守两年或三年化金疫

司天失守

庚辰年，中运本为金运太过，若己卯年阳明燥金司天至庚辰年仍复布政，庚辰年太阳寒水则不能迁正司天，若在泉太阴湿土已正常迁正，则司天为阳明燥金，在泉为太阴湿土，司天失守，中运由金运太过转为金运不及。见下图。

```
           庚辰年司天失守

  司天   太阳寒水          阳明燥金

  中运   金运太过   ───▶   金运不及

  在泉   太阴湿土          太阴湿土
```

中运由太过转为不及，中运大虚，庚辰年由清燥重、肺大肠气旺转变为清燥少、肺大肠虚弱，火气胜气化令则多火热，火克金，易生肺大肠病，复气水气至，则寒气重，心小肠受病，肺大肠虚弱减轻，但仍存在一定程度的虚弱。

在泉失守

庚辰年，中运本为金运太过，若己卯年少阴君火在泉至庚辰年仍复布政，庚辰年太阴湿土则不能迁正在泉，若司天太阳寒水已正常迁正，则司天为太阳寒水，在泉为少阴君火，在泉失守，中运由金运太过转为金运不及。见下图。

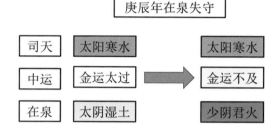

中运由太过转为不及，中运小虚，肺大肠小虚。中运或有小胜复，或小胜无复。

两年或三年化金疫

庚辰年天地失守，中运金气严重被郁，早至庚辰年后第二年壬午年，晚至庚辰年后第三年癸未年，被郁的金气发作，产生疫病，金疫发作，产生肝胆系统疾病。司天失守，金疫严重；在泉失守，金疫较轻。

壬午年司天在泉正常迁正，中运木运太过，金运不易郁发，即便发作也较轻微；若壬午年天地失守，中运由木运太过转为木运不及，则金运容易郁发，若发作则极为严重，故早至壬午年金疫发作。癸未年中运火运不及，虽得司天左右二间气相助而化为平气，但中运火克中运金之力仍弱些，故晚至癸未年金疫发作。

4. 壬午年天地失守两年或三年化木疫

司天失守

壬午年，中运本为木运太过，若辛巳年厥阴风木司天至壬午年仍复布政，壬午年少阴君火则不能迁正司天，若在泉阳明燥金已正常迁正，则司天为厥阴风木，在泉为阳明燥金，司天失守，中运由木运太过转为木运不及。见下图。

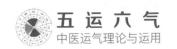

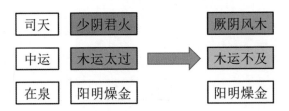

中运由太过转为不及，中运大虚，壬午年由风多、肝胆气旺转变为风少、肝胆虚弱，金气胜气化令则多清燥，金克木，易生肝胆病，复气火气至，则热气重，肺大肠病，肝胆病虽减轻，但仍存在一定程度的虚弱。

在泉失守

壬午年，中运本为木运太过，若辛巳年少阳相火在泉至壬午年仍复布政，壬午年阳明燥金则不能迁正在泉，若司天少阴君火已正常迁正，则司天为少阴君火，在泉为少阳相火，在泉失守，中运由木运太过转为木运不及。见下图。

壬午年在泉失守

司天	少阴君火		少阴君火
中运	木运太过	→	木运不及
在泉	阳明燥金		少阳相火

中运由太过转为不及，中运小虚，肝胆小虚。中运或有小胜复，或小胜无复。

两年或三年化木疫

壬午年天地失守，中运木气严重被郁，早至壬午年后第二年甲申年，晚至壬午年后第三乙酉年，被郁的木气发作，产生疫病，木疫发作，产生脾胃系统疾病。司天失守，木疫严重，在泉失守，木疫较轻。

甲申年司天在泉正常迁正，中运土运太过，木运不易郁发，即便发作也较轻微；若甲申年天地失守，中运由土运太过转为土运不及，则木运容易郁发，若发作则极为严重，故早至甲申年木疫发作。乙酉年中运虽为岁会平气，但中运金克中运木之力仍弱些，故晚至乙酉年木疫发作。

5. 戊申年天地失守两年或三年化火疫

司天失守

戊申年，中运本为火运太过，若丁未年太阴湿土司天至戊申年仍复布政，戊申年少阳相火则不能迁正司天，若在泉厥阴风木已正常迁正，则司天为太阴湿土，在泉为厥阴风木，司天失守，中运由火运太过转为火运不及。见下图。

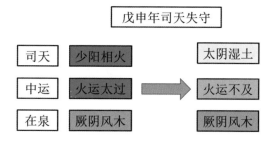

中运由太过转为不及，中运大虚，戊申年由热多、心小肠气旺转变为热少、心小肠虚弱，水气胜气化令则多寒，水克火，易生心小肠病，复气土气至，则多雨，肾膀胱病，心小肠病虽减轻，但仍存在一定程度的虚弱。

在泉失守

戊申年，中运本为火运太过，若丁未年太阳寒水在泉至戊申年仍复布政，戊申年厥阴风木则不能迁正在泉，若司天少阳相火已正常迁正，则司天为少阳相火，在泉为太阳寒水，在泉失守，中运由火运太过转为火运不及。见下图。

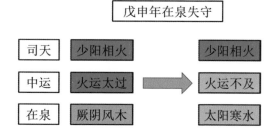

中运由太过转为不及，中运小虚，心小肠小虚。中运或有小胜复，或小胜无复。

两年或三年化火疫

戊申年天地失守，中运火气严重被郁，早至戊申年后第二年庚戌年，晚至戊申年后第三年辛亥年，被郁的火气发作，产生疫病，火疫发作，产生肺大肠系统疾病。司天失守，火疫严重，在泉失守，火疫较轻。

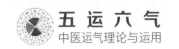

庚戌年司天在泉正常迁正，中运金运太过，火运不易郁发，即便发作也较轻微；若庚戌年天地失守，中运由金运太过转为金运不及，则火运容易郁发，若发作则极为严重，故早至庚戌年火疫发作。辛亥年中运水运不及，虽得地支亥水相助化为平气，但中运水克中运火之力仍弱些，故晚至辛亥年火疫发作。

以上举例五年分别说明了中运太过年份天地失守产生两年或三年化疫的原理、发作时间及发作疫病的藏腑系统。中运五运太过天地失守都可能导致疫病，并分属五行五种疫病。

天地失守可能存在于每一个年份，而天地失守后两年或三年化疫只在中运太过的年份发生。中运太过的六天刑年以及中运不及、中运平气的年份不会发生。中运太过由于天刑运使得中运之气有所减弱，中运不及、中运平气中运之气本不过盛，虽有天地失守，但中运被郁的气量较小，故不会导致严重的郁发产生的疫病。

（三）天地失守化五疫的二十四年

以下列举会发生天地失守两年或三年化疫的中运太过二十四年。

1. 木运太过

包括壬辰年、壬戌年、壬子年、壬午年、壬寅年、壬申年，共六年。

2. 火运太过

包括戊寅年、戊申年、戊子年、戊午年，共四年。

3. 土运太过

包括甲辰年、甲戌年、甲子年、甲午年、甲寅年、甲申年，共六年。

4. 金运太过

包括庚辰年、庚戌年，共两年。

5. 水运太过

包括丙辰年、丙戌年、丙子年、丙午年、丙寅年、丙申年，共六年。

火运太过而被天刑的戊辰年、戊戌年以及金运太过而被天刑的庚子年、庚午年、庚寅年、庚申年六年，即使发生天地失守，也不会导致之后两年或三年化疫。

第六章　运气合化

一、中运合司天化令

中运合司天气化，六十年中中运克司天十二年、中运生司天十二年、司天克中运十二年、司天生中运十二年、中运与司天同气十二年、直符司天十二年、天刑运五运郁发十二年、司天杀中运十二年。中运与司天合化分述如下。

（一）中运克司天十二年

中运克司天共十二年。中运太过克司天称为运胜天，共六年；中运不及克司天称为运承天，共六年。

1. 中运太过运胜天六年

丙子年　丙午年

中运水运太过，司天少阴君火，中运水上胜司天火，司天火不行炎令，但并非一年中司天火均不行炎令。虽司天火为中运水所胜，但司天火力量仍强，被中运水所胜时，火的力量逐渐累积，积累到一定量时，热行寒退。而后寒气逐渐累积，累积到一定量时再次胜火，寒胜热退。如此寒热反复化令，但并非纯寒纯热，而是寒胜时有热，热行令时有寒。司天少阴君火所致肺大肠病减轻。

丙寅年　丙申年

中运水运太过，司天少阳相火，中运水上胜司天火，司天火不行炎令，但并非一年中司天火均不行炎令。寒热反复同丙子、丙午年，但因少阳相火火力更为猛烈，丙寅、丙申年寒热反复比丙子、丙午年更为严重。司天少阳相火所致肺大肠病减轻。

甲辰年　甲戌年

中运土运太过，司天太阳寒水，中运土上胜司天水，司天水不行寒令，但并非一年中司天水均不行寒令。虽然司天水为中运土所胜，但司天水力量仍强，被

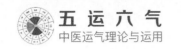

中运土所胜时，水的力量逐渐累积，积累到一定量时，寒气即行令。寒气行令一段时间，土气逐渐累积，累积到一定量时再次胜水，寒气又不行令。甲辰、甲戌年寒气有时重，有时不重，但湿气一直会很重。司天太阳寒水所致心小肠疾病减轻。

2. 中运不及运承天六年

乙亥年　乙巳年

中运金运不及，司天厥阴风木，中运金上承司天木，由于中运力弱，故司天风令减半，司天厥阴风木所致脾胃病减半。

癸酉年　癸卯年

中运火运不及，司天阳明燥金，中运火上承司天金，由于中运力弱，故司天燥令减半，司天阳明燥金所致肝胆病减半。

丁丑年　丁未年

中运木运不及，司天太阴湿土，中运木上承司天土，由于中运力弱，故司天湿令减半，司天太阴湿土所致肾膀胱病减半。

（二）中运生司天十二年

中运生司天，称为逆化司天。司天在上，中运在下，子在上位，则子盗母气而伤母，故为逆化。逆化司天共十二年，中运太过逆化司天六年，中运不及逆化司天六年。

1. 中运太过逆化司天六年

壬子年　壬午年

中运木运太过，肝胆气盛，司天少阴君火，火为木子，子在上位，火盗木气，助长肝胆气外散之力，而使肝胆本藏气容易出现虚弱。

壬寅年　壬申年

中运木运太过，肝胆气盛，司天少阳相火，火为木子，子在上位，火盗木气，助长肝胆气外散之力，而使肝胆本藏气容易出现虚弱。

庚辰年　庚戌年

中运金运太过，肺大肠气盛，司天太阳寒水，水为金子，子在上位，水盗金气，助长肺大肠气沉降，而使肺大肠本藏气容易出现虚弱。

2. 中运不及逆化司天六年

癸丑年　癸未年

中运火运不及，心小肠本虚，司天太阴湿土，土为火子，子在上位，土盗火气，心小肠气虚加重。

己卯年　己酉年

中运土运不及，脾胃本虚，司天阳明燥金，金为土子，子在上位，金盗土气，脾胃气虚加重。

辛亥年　辛巳年

中运水运不及，肾膀胱本虚，司天厥阴风木，木为水子，子在上位，木盗水气，肾膀胱气虚加重。

（三）司天克中运十二年

司天克中运，称为天刑运。天刑运共十二年，中运太过天刑运六年，中运不及天刑运六年。

1. 中运太过天刑运六年

戊辰年　戊戌年

中运火运太过，司天太阳寒水。虽司天刑克中运，但寒热并不能相互抵消，寒累积一段时间而下降，气温骤降，心小肠受病，由于中运火运太过，心小肠气胜，故心小肠虽病不重；火气累积一段时间而上腾，气温猛升，肺大肠受病，由于司天刑克中运，肺大肠病也减半。但寒束火导致郁热的疾病会一直都很重。

庚寅年　庚申年

中运金运太过，司天少阳相火，气候也呈现寒热交替的情况。火气累积而下降，则温度上升，肺大肠病加重，但由于中运金运太过，肺大肠气得以补充，肺大肠伤而不危；金气累积而上腾，温度下降，肝胆病加重。

庚寅年虽中运金运太过，但司天为正化少阳相火，刑克中运严重，故中运伤肝胆较轻，司天火力虽强，但中运对肺大肠有极大补充力量，故司天伤肺大肠也不重。

庚子年　庚午年

中运金运太过，司天少阴君火，气候也呈现寒热交替的情况。火气累积而下降，

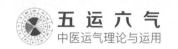

则温度上升，肺大肠病加重，但由于中运金运太过，肺大肠气得以补充，肺大肠伤而不危；金气累积而上腾，温度下降，肝胆病加重。

2. 中运不及天刑运六年

丁卯年　丁酉年

丁卯年中运木运不及，得地支卯木相助化为平气，肝胆气较为正常，但司天阳明燥金刑克中运，肝胆仍受病但较为轻微。

丁酉年中运木运不及，虽得月干德符中运化为平气，肝胆气仍存在一定程度的气虚，司天阳明燥金正化，再加酉兑位正位金，故丁酉年司天刑克中运，肝胆病严重。

己巳年　己亥年

己巳年、己亥年，中运土运不及，脾胃本虚，司天厥阴风木，司天木克中运土，脾胃病加重。

辛丑年　辛未年

辛丑年、辛未年，中运水运不及，肾膀胱本虚，司天太阴湿土，司天土克中运水，肾膀胱病加重。

（四）司天生中运十二年

司天在上，中运在下，子在下位，司天助中运气化，故为顺化司天。中运太过顺化司天六年，中运不及顺化司天六年。

1. 中运太过顺化司天六年

甲子年　甲午年

中运土运太过，司天少阴君火，土为火子，子在下位，司天火助脾胃气。

甲寅年　甲申年

中运土运太过，司天少阳相火，土为火子，子在下位，司天火助脾胃气。

壬辰年　壬戌年

中运木运太过，司天太阳寒水，木为水子，子在下位，司天水助肝胆气。

2. 中运不及顺化司天六年

癸巳年　癸亥年

中运火运不及，心小肠气本虚，司天厥阴风木，火为木子，子在下位，司天木助心小肠气，使心小肠气得到补充。

乙丑年　乙未年

中运金运不及，肺大肠气本虚，司天太阴湿土，金为土子，子在下位，司天土助肺大肠气，使肺大肠气得到补充。

辛卯年　辛酉年

中运水运不及，肾膀胱气本虚，司天阳明燥金，水为金子，子在下位，司天金助肾膀胱气，使肾膀胱气得到补充。

（五）中运与司天同气十二年

中运与司天同气，称为天符之年。《素问·六微旨大论篇第六十八》称："天符为执法……中执法者，其病速而危。"天符年致病严重，病发迅速而危险。天符之年，包括中运太过天符六年，中运不及天符六年。中运太过之天符致病比中运不及之天符致病更为严重。

1. 中运太过天符六年

戊子年　戊午年

中运火运太过，司天少阴君火，中运与司天同为火，全年中气温普遍较热，肺大肠病发极重。戊午年更甚于戊子年。

戊寅年　戊申年

中运火运太过，司天少阳相火，中运与司天同为火，全年中气温普遍较热，肺大肠病发极重而危。戊寅年更甚于戊申年。

丙辰年　丙戌年

中运水运太过，司天太阳寒水，中运与司天同为水，全年中气温普遍较低，心小肠病发危重。丙戌年更甚于丙辰年。

2. 中运不及天符六年

丁巳年　丁亥年

中运木运不及，司天厥阴风木，中运与司天同为木，脾胃病发严重。

己丑年　己未年

中运土运不及，司天太阴湿土，中运与司天同为土，肾膀胱病发严重。

乙卯年　乙酉年

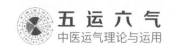

中运金运不及，司天阳明燥金，中运与司天同为金，肝胆病发严重。

（六）直符司天十二年

当年天干的方位五行与司天同气称为直符司天，共十二年。包括中运太过直符司天六年，中运不及直符司天六年。

1. 中运太过直符司天六年

丙子年　丙午年

丙为南方火，司天少阴君火，丙火小助司天少阴君火。

丙寅年　丙申年

丙为南方火，司天少阳相火，丙火小助司天少阳相火。

壬辰年　壬戌年

壬为北方水，司天太阳寒水，壬水小助司天太阳寒水。

2. 中运不及直符司天六年

乙巳年　乙亥年

乙为东方木，司天厥阴风木，乙木小助司天厥阴风木。

己丑年　己未年

己为中央土，司天太阴湿土，己土小助司天太阴湿土。

辛卯年　辛酉年

辛为西方金，司天阳明燥金，辛金小助司天阳明燥金。

（七）天刑运五运郁发十二年

天刑运年份司天刑克中运会导致中运气郁，当司天交司中运未交司时或司天早退位中运未交司时，被郁之中运则会郁发，五运郁发会导致复杂的疾病变化。天刑运五运郁发共十二年。

1. 木运郁而发

丁卯年　丁酉年

中运木运不及，司天阳明燥金，司天金克中运木，若司天早退位，中运未交司，压制中运的司天金气撤除，中运被郁积的木气发作，易产生木气上冲的疾病，如头晕、眼红、目眩、突然中风等。

2. 火运郁而发

戊辰年　戊戌年

中运火运太过，司天太阳寒水，司天水克中运火，若司天早退位，或大寒日司天已交司而中运仍未交司，压制中运的司天水气撤除，中运被郁积的火气发作，易产生火气暴发的疾病，如烦躁、惊骇、小便赤、皮肤或胃或口腔生溃疡等。

3. 土运郁而发

己巳年　己亥年

中运土运不及，司天厥阴风木，司天木克中运土，若司天早退位，中运未交司，压制中运的司天木气撤除，中运被郁积的土气发作，易产生湿气弥漫的疾病，如腹胀、腹大、水胀、滑泄、黄疸、四肢无力等。

4. 金运郁而发

庚子年　庚午年　庚寅年　庚申年

庚子年、庚午年，中运金运太过，司天少阴君火；庚寅年、庚申年，中运金运太过，司天少阳相火。此四年司天火克中运金，若司天早退位，或大寒日司天已交司，中运仍未交司，压制中运的司天火气撤除，中运被郁积的金气发作，易产生清燥气盛行的疾病，如䐜胀、筋挛、小便不利、面色白、常有忧悲情绪等。

5. 水运郁而发

辛丑年　辛未年

中运水运不及，司天太阴湿土，司天土克中运水，若司天早退位，中运未交司，压制中运的司天土气撤除，中运被郁积的水气发作，易产生寒气盛行的疾病，如痿蹶无力、腹泻、消化力减弱、小腹满痛、心痛等。

（八）司天杀中运十二年

中运太过早至，若遇司天刑克，即会产生司天克早至之中运，称为天杀运。天杀运会导致复杂的疾病变化。天杀运共十二年。

1. 司天阳明燥金杀木运

壬辰年　壬戌年

中运木运太过早至，去岁司天阳明燥金尚未交司，中运木被司天金所克，中

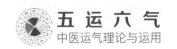

运木气力量强，中运被压制而抗争，产生金固束木、木冲击固束的天运交争的气化，从而引发复杂的疾病变化，如烦躁、咽干、咽痛、口渴、狂言等。

2. 司天太阳寒水杀火运

戊辰年　戊戌年

中运火运太过早至，若去岁司天阳明燥金早退位，去岁司天阳明燥金左间气太阳寒水早迁正，中运交司即被司天太阳寒水克制，中运火气力量强，中运被压制而抗争，产生寒束火、火冲击寒束的天运交争的气化，从而引发暴热骤冷的剧烈气候变化以及各种严重疾病变化，如脑血管爆裂、胸闷、腹胀、咽喉干、呕吐、食管癌发作等。

3. 司天厥阴风木杀土运

甲子年　甲午年

中运土运太过早至，去岁厥阴风木司天尚未交司，中运土被司天木所克，中运土气力量强，中运受压制而抗争，从而引发复杂的疾病变化，如下肢水肿、黄疸、腹胀、饮食不下等。

4. 司天少阴君火、少阳相火杀金运

庚子年　庚午年　庚寅年　庚申年

庚子年、庚午年，中运金运太过早至，若去岁司天厥阴风木早退位，去岁司天厥阴风木左间气少阴君火早迁正，中运交司即被司天少阴君火克制。庚寅年、庚申年，中运金运太过早至，若去岁司天太阴湿土早退位，去岁司天太阴湿土左间气少阳相火早迁正，中运交司即被司天少阳相火克制。这四年中运金气力量强，中运被压制而抗争，从而引发复杂的疾病变化，如烦躁、口干口渴、咳嗽、喘等。

5. 司天太阴湿土杀水运

丙寅年　丙申年

中运水运太过早至，去岁司天太阴湿土尚未交司，中运水被司天土所克，中运水气力量强，中运被压制而抗争，从而引发复杂的疾病变化，如骨痿、足胫酸、小便不禁、阳痿、四肢乏力、关节肿痛、小腹胀等。

二、中运合在泉化令

中运合在泉气化，六十年中中运克在泉十二年、中运生在泉十二年、在泉克中运十二年、在泉生中运十二年、中运与在泉同气十二年、直符在泉十二年、地郁在泉十二年。中运合在泉化令分述如下。

（一）中运克在泉十二年

中运克在泉也称中运胜在泉，共十二年，包括中运太过胜在泉六年，中运不及胜在泉六年。

1. 中运太过胜在泉六年

戊子年　戊午年

中运火运太过，在泉阳明燥金，中运火大胜在泉金，辛物变苦，燥令大减，在泉所致胆肝病轻微。

庚寅年　庚申年

中运金运太过，在泉厥阴风木，中运金大胜在泉木，酸物变辛，风令大减，在泉所致胃脾病轻微。

壬辰年　壬戌年

中运木运太过，在泉太阴湿土，中运木大胜在泉土，甘物变酸，湿令大减，在泉所致膀胱肾病轻微。

2. 中运不及胜在泉六年

己丑年　己未年

中运土运不及，在泉太阳寒水，中运土胜在泉水，咸物变甘，寒令减半，在泉所致小肠心病减半。

辛卯年　辛酉年

中运水运不及，在泉少阴君火，中运水胜在泉火，苦物变咸，热令减半，在泉所致大肠肺病减半。

辛巳年　辛亥年

中运水运不及，在泉少阳相火，中运水胜在泉火，苦物变咸，热令减半，在泉所致大肠肺病减半。

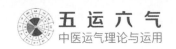
（二）中运生在泉十二年

中运生在泉，中运在上，在泉在下，子在下位，中运助在泉气化，故也称顺化在泉，共十二年，包括中运太过顺化在泉六年，中运不及顺化在泉六年。顺化在泉，在泉化令增强。

1. 中运太过顺化在泉六年

甲子年　甲午年

中运土运太过，在泉阳明燥金，金为土子，金在下位，中运土助在泉金，在泉辛化、燥化化令增强。

丙寅年　丙申年

中运水运太过，在泉厥阴风木，木为水子，木在下位，中运水助在泉木，在泉酸化、风化化令增强。

戊辰年　戊戌年

中运火运太过，在泉太阴湿土，土为火子，土在下位，中运火助在泉土，在泉甘化、湿化化令增强。

2. 中运不及顺化在泉六年

乙丑年　乙未年

中运金运不及，在泉太阳寒水，水为金子，水在下位，中运金助在泉水，在泉咸化、寒化化令增强。

丁卯年　丁酉年

中运木运不及，在泉少阴君火，火为木子，火在下位，中运木助在泉火，在泉苦化、热化化令增强。

丁巳年　丁亥年

中运木运不及，在泉少阳相火，火为木子，火在下位，中运木助在泉火，在泉苦化、热化化令增强。

（三）在泉克中运十二年

在泉克中运也称地胜在泉，共十二年，包括中运太过地胜在泉六年，中运不及地胜在泉六年。

1. 中运太过地胜在泉六年

壬子年　壬午年

中运木运太过，在泉阳明燥金，在泉胜中运，中运木太过所致脾胃病减轻。壬子年在泉阳明燥金对化，胜中运力弱；壬午年在泉阳明燥金正化，胜中运力强。

甲寅年　甲申年

中运土运太过，在泉厥阴风木，在泉胜中运，中运土太过所致肾膀胱病减轻。甲寅年在泉厥阴风木对化，胜中运力弱；甲申年在泉厥阴风木正化，胜中运力强。

丙辰年　丙戌年

中运水运太过，在泉太阴湿土，在泉胜中运，中运水太过所致心小肠病减轻。丙戌年在泉太阴湿土对化，胜中运力弱；丙辰年在泉太阴湿土正化，胜中运力强。

2. 中运不及地胜在泉六年

癸丑年　癸未年

中运火运不及，心小肠气弱，在泉太阳寒水，在泉水胜中运火，使心小肠气弱加重而病。癸丑年在泉太阳寒水对化，胜中运力弱；癸未年在泉太阳寒水正化，胜中运力强。

乙卯年　乙酉年

中运金运不及，肺大肠气弱，在泉少阴君火，在泉火胜中运金，使肺大肠气弱加重而病。乙酉年在泉少阴君火对化，胜中运力弱；乙卯年在泉少阴君火正化，胜中运力强。

乙巳年　乙亥年

中运金运不及，肺大肠气弱，在泉少阳相火，在泉火胜中运金，使肺大肠气弱加重而病。乙巳年在泉少阳相火对化，胜中运力弱；乙亥年在泉少阳相火正化，胜中运力强。

（四）在泉生中运十二年

在泉生中运，中运在上，在泉在下，子在上位，子盗母气，故也称逆化在泉。逆化在泉，在泉对化化令减令化令不专，在泉正化化令减令但仍专化。逆化在泉共十二年，包括中运太过逆化在泉六年，中运不及逆化在泉六年。

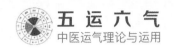

1. 中运太过逆化在泉六年

丙子年　丙午年

中运水运太过，在泉阳明燥金，水为金子，水在上位，中运水盗在泉金。丙子年在泉对化，在泉阳明燥金辛化、燥化减令，化令不专；丙午年在泉正化，在泉阳明燥金辛化、燥化虽减令但仍专化。

戊寅年　戊申年

中运火运太过，在泉厥阴风木，火为木子，火在上位，中运火盗在泉木。戊寅年在泉对化，在泉厥阴风木酸化、风化减令，化令不专；戊申年在泉正化，在泉厥阴风木酸化、风化虽减令但仍专化。

庚辰年　庚戌年

中运金运太过，在泉太阴湿土，金为土子，金在上位，中运金盗在泉土。庚戌年在泉对化，在泉太阴湿土甘化、湿化减令，化令不专；庚辰年在泉正化，在泉太阴湿土甘化、湿化虽减令但仍专化。

2. 中运不及逆化在泉六年

丁丑年　丁未年

中运木运不及，在泉太阳寒水，木为水子，木在上位，中运木盗在泉水。丁丑年在泉对化，在泉太阳寒水咸化、寒化减令，化令不专；丁未年在泉正化，在泉太阳寒水咸化、寒化虽减令但仍专化。

己卯年　己酉年

中运土运不及，在泉少阴君火，土为火子，土在上位，中运土盗在泉火。己酉年在泉对化，在泉少阴君火苦化、热化减令，化令不专；己卯年在泉正化，在泉少阴君火苦化、热化虽减令但仍专化。

己巳年　己亥年

中运土运不及，在泉少阳相火，土为火子，土在上位，中运土盗在泉火。己巳年在泉对化，在泉少阳相火苦化、热化减令，化令不专；己亥年在泉正化，在泉少阳相火苦化、热化虽减令但仍专化。

（五）中运与在泉同气十二年

中运与在泉同气共十二年，中运太过与在泉同气称为同天符，中运不及与在泉同气称为同岁会。同天符致病程度与天符年相同，致病快速而危险；同岁会致病程度与岁会年相同，致疾病缓慢而持久。

1. 同天符六年

庚子年　庚午年

中运金运太过，在泉阳明燥金，中运与在泉同为金，辛物生多，酸物生少，肝胆病甚而危。

壬寅年　壬申年

中运木运太过，在泉厥阴风木，中运与在泉同为木，酸物生多，甘物生少，脾胃病甚而危。

甲辰年　甲戌年

中运土运太过，在泉太阴湿土，中运与在泉同为土，甘物生多，咸物生少，肾膀胱病甚而危。

2. 同岁会六年

辛丑年　辛未年

中运水运不及，在泉太阳寒水，中运与在泉同为水，咸物生多，苦物生少，心小肠病加重。

癸卯年　癸酉年

中运火运不及，在泉少阴君火，中运与在泉同为火，苦物生多，辛物生少，肺大肠病加重。

癸巳年　癸亥年

中运火运不及，在泉少阳相火，中运与在泉同为火，苦物生多，辛物生少，肺大肠病加重。

（六）直符在泉十二年

地甲子天干或天干寄位与地甲子地支同位，称为直符在泉。直符在泉，则地令专化。

己亥年

天甲子为己亥，地甲子为甲寅，甲寄位在寅，支干同位，少阳相火在泉苦化、热化专令。

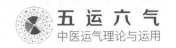

乙巳年

天甲子为乙巳，地甲子为庚申，庚寄位在申，支干同位，少阳相火在泉苦化、热化专令。

丁酉年

天甲子为丁酉，地甲子为壬子，壬归子位，支干同位，少阴君火在泉苦化、热化专令。

辛卯年

天甲子为辛卯，地甲子为丙午，丙归午位，支干同位，少阴君火在泉苦化、热化专令。

壬辰年

天甲子为壬辰，地甲子为丁未，丁寄位在未，支干同位，太阴湿土在泉甘化、湿化专令。

甲辰年

天甲子为甲辰，地甲子为己未，己寄位在未，支干同位，太阴湿土在泉甘化、湿化专令。

戊戌年

天甲子为戊戌，地甲子为癸丑，癸寄位在丑，支干同位，太阴湿土在泉甘化、湿化专令。

庚子年

天甲子为庚子，地甲子为乙卯，乙归卯位，支干同位，阳明燥金在泉辛化、燥化专令。

丙午年

天甲子为丙午，地甲子为辛酉，辛归酉位，支干同位，阳明燥金在泉辛化、燥化专令。

戊申年

天甲子为戊申，地甲子为癸亥，癸亥同为北方水，支干同位，厥阴风木在泉酸化、风化专令。

癸未年

天甲子为癸未，地甲子为戊戌，戊至天门，太阳寒水在泉咸化、寒化专令。

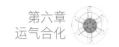

甲寅年

天甲子为甲寅，地甲子为己巳，己至地户，厥阴风木在泉酸化、风化专令。

（七）地郁在泉十二年

中运克在泉之气，在泉之气即被郁，若至中运已交司，克制在泉的中运力量解除，被中运所郁的在泉之气即发作，从而引发气候与疾病变化。

1. 金运克在泉木，木郁发

庚寅年　庚申年

中运金运，在泉厥阴风木，中运金下克在泉木，在泉木为中运金所郁。当中运交司于次岁水运，在泉木郁发，行风令，胆肝自病；木郁发克土，胃脾病。

2. 水运克在泉火，火郁发

辛巳年　辛亥年　辛卯年　辛酉年

辛巳年、辛亥年，中运水运，在泉少阳相火，中运水下克在泉火；辛卯年、辛酉年，中运水运，在泉少阴君火，中运水下克在泉火。此四年在泉火为中运水所郁。当中运交司于次岁木运，在泉火郁发，行热令，小肠心自病；火郁发克金，大肠肺病。

3. 木运克在泉土，土郁发

壬辰年　壬戌年

中运木运，在泉太阴湿土，中运木下克在泉土，在泉土为中运木所郁。当中运交司于次岁火运，在泉土郁发，行湿令，胃脾自病；土郁发克水，膀胱肾病。

4. 火运克在泉金，金郁发

戊子年　戊午年

中运火运，在泉阳明燥金，中运火下克在泉金，在泉金为中运火所郁。当中运交司于次岁土运，在泉金郁发，行燥令，大肠肺自病；金郁发克木，胆肝病。

5. 土运克在泉水，水郁发

己丑年　己未年

中运土运，在泉太阳寒水，中运土下克在泉水，在泉水为中运土所郁。当中运交司于次岁金运，在泉水郁发，行寒令，膀胱肾自病；水郁发克火，小肠心病。

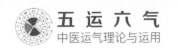

三、司天合在泉化令

（一）司天在泉化令主从

司天、在泉，正常情况下均主司一年气化，但一般上半年大寒至大暑司天气化起主导作用，影响气候和疾病变化大，在泉气化发挥从属作用；下半年大暑至大寒在泉气化起主导作用，影响气候和疾病变化大，司天气化发挥从属作用。见下文。

《天元玉册·次求司地年气前奉天化后终岁法》：

前半周奉天化，后半周从地化。前三气之化，命从乎天也。木君相二火，初、二、三之气，天气主之，前半周也。后三气之化，命从乎地也。土、金、水，四、五、终之气，地气主之，后半周也。

上文切不可理解成司天只在上半年发挥气化作用，在泉只在下半年发挥气化作用。从本书司天在泉化生来源以及司天在泉轮配的内容即知，司天在泉是在一年中上下配合发挥作用的，下文要述及的司天在泉合化的内容更是介绍全年中司天在泉合德所致疾病的。

现代一般运气学资料认为司天只在上半年发挥气化作用，在泉只在下半年发挥气化作用，是将《素问·六元正纪大论篇第七十一》中"岁半之前，天气主之，岁半之后，地气主之"中的"天气主之"理解成了仅天气发挥作用，"地气主之"理解成了仅地气发挥作用。实际"主"是主导意，有主也有从，不能把"主"理解成"单独""仅仅"。上半年天气主之，地气从之；下半年地气主之，天气从之。正如人体"肺主气"不能理解成人体的气仅仅是由肺藏所管理的。人体气与五藏六腑均相关，如元气来源于肾命门，后天之气需要脾胃消化吸收饮食物而补充，但五藏六腑之气均由肺来主导，其他藏腑从之。

司天在泉虽有上下半年主从之分，但判断司天在泉对气候与疾病变化仍需将司天、在泉均考虑在内，不能只考虑主，不考虑从，特别是司天正化，于下半年对气候与疾病影响仍极大，在泉正化，于上半年对气候与疾病变化影响也非常大。

（二）司天在泉合化气化及致病规律简述

司天在上，在泉在下，司天下临，在泉上腾，在天地之间气交之内，司天在泉之气相互交融，人处在气交中，同时受司天在泉气相互交融合化之影响。

以下略述不同年份司天在泉合化的气化与致病规律。

1. 辰戌年

《素问·六元正纪大论篇第七十一》：

凡此太阳司天之政，……水土合德，……寒湿之气，持于气交，民病寒湿发，肌肉萎，足痿不收，濡泻血溢。

辰戌年，司天太阳寒水，在泉太阴湿土，司天之寒与在泉之湿相互交融，寒湿之气侵入人体从而成为致病成因。人体受病，上寒重而夹湿，下湿重而夹寒。寒湿最容易侵入肌肉经筋，造成各种痹证。如易产生肩周炎、风湿性关节炎、强直性脊柱炎、坐骨神经痛、腓肠肌痉挛、腕管综合征、网球肘、腹胀、腹泻、皮肤浮肿等。

2. 丑未年

《素问·六元正纪大论篇第七十一》：

凡此太阴司天之政，……天气下降，地气上腾，原野昏霿、白埃四起，……民病寒湿，腹满，身膜愤胕肿，痞逆，寒厥拘急。湿寒合德，黄黑埃昏，流行气交，……故阴凝于上，寒积于下。

丑未年，司天太阴湿土，在泉太阳寒水，司天之湿与在泉之寒相互交融，湿寒之气侵入人体从而成为致病成因。人体受病，上湿重而夹寒，下寒重而夹湿。湿寒容易侵入肌肉经筋，造成各种痹证，如易产生肩周炎、风湿性关节炎、强直性脊柱炎、坐骨神经痛、腓肠肌痉挛、腕管综合征、网球肘、腹胀、腹泻、皮肤浮肿等。

3. 卯酉年

《素问·六元正纪大论篇第七十一》：

凡此阳明司天之政，……清先而劲，毛虫乃死，热后而暴，介虫乃殃。其发躁，胜复之作，扰而大乱，清热之气，持于气交。

卯酉年，司天阳明燥金，在泉少阴君火，天气变化是一段时间以阳明燥金之凉为主，在泉之火受郁，温度较低，人体受病是肝胆气郁，甚至肝胆气弱，同时伴有火郁；一段时间少阴君火力量累积上冲，气温升高，但仍有阳明燥金上覆，人体受病是内火旺，火发不畅而郁，火伤大肠、胃肺之阴，常出现痔疮发作、大便带血、胃溃疡发作、肺热咳嗽、发高热等。一年中如此反复多次。阳明之清与少

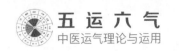

阴之热交融而致病，人体则凉热共存，常肩背凉，下焦郁热，胃、咽喉干燥而咳或渴，所产生的疾病极为繁多而复杂。

4. 子午年

《素问·六元正纪大论篇第七十一》：

凡此少阴司天之政……热病生于上，清病生于下，寒热凌犯而争于中，民病咳喘，血溢血泄，鼽嚏目赤，眦疡，寒厥入胃，心痛、腰痛、腹大、嗌干、肿上。

子午年，司天少阴君火，在泉阳明燥金，虽司天之热与在泉之清交融，但人受病上热病明显，下清病明显，往往上热下凉难以交融。上热病如火盛而咳嗽、咽喉炎、口腔溃疡，甚至咳嗽带血；下清病如脚后跟上面小腿肚子皮肤成鱼鳞状，腰部八髎穴部位疼痛，腹部脾胃气下行不畅而肚子大。上部火气下行不畅，下部金气克木导致肝胆气上升不足，从而造成咽喉干甚至肿痛。与卯酉年造成的疾病差别甚大。

5. 寅申年

《素问·六元正纪大论篇第七十一》：

凡此少阳司天之政，……阴行阳化，……火木同德，……故风热参布，云物沸腾。……往复之作，民病寒热，疟泄、聋瞑、呕吐、上怫肿色变。

寅申年，司天少阳相火，在泉厥阴风木，人体上热病明显，下风病明显。上热病如易产生咽干甚至肿痛、扁桃体发炎、口腔溃疡、咳嗽、眼睛红血丝、热、喘等。下风病如易产生尿道红肿、小便红、腹股沟痛、疝气、子宫肌瘤、多囊卵巢综合征、痔疮等。在泉木在下位，司天火在上位，木能生火，木火风热合德，产生的疾病多是木火上升之病，如耳聋、高血压、脸红、脸胀、眼底出血、失眠，且极易产生突发性脑血管爆裂。木火上升时日久了耗损下部之阴，往往同时伴有肾阴虚之证，如腰酸、大便干、尿频、尿不尽、小便带血等。

寅申年导致的突发性脑血管爆裂极为快速，异常危险，治病时需给予足够重视。

6. 巳亥年

《素问·六元正纪大论篇第七十一》：

凡此厥阴司天之政，……风火同德……风燥火热，胜复更作……热病行于下，风病行于上，风燥胜复，形于中。

巳亥年，司天厥阴风木，在泉少阳相火，上风病明显，下热病明显。上风病如易产生口苦、咽干、头晕、目眩、头涨等。下热病明显，如易产生盆腔炎、阴道炎、膀胱炎、肠炎、尿痛、尿血、痔疮、肛门红肿等。司天厥阴风木与在泉少阳相火合德交融，风火相助，木火也容易上冲，产生的疾病也多为木火上升之病，如耳聋、高血压、眼底出血、失眠、多梦，易产生脑血管曲张，也极易产生突发性脑血管爆裂。

已亥年导致的突发性脑血管爆裂也极为快速，且异常危险，治病时需给予足够重视。

需特别注意的是，已亥年司天之风易产生燥证。比如已亥年，咽喉干燥，胃津液少而燥，皮肤津液少而干燥。一般认为燥多是阳明燥金所致。阳明燥金之燥是金气收束水分而产生干燥，属于凉燥。火气也会产生干燥，火气产生干燥，是火气烧灼水分而产生干燥，属于热燥。厥阴风木也会产生干燥，是由于风木克土之濡润而产生干燥，属于风燥。治病时需注意区分。

四、常用五运六气结构

五运六气内容，包括中运、五方运、四季五运、司天、司天左右二间气、在泉、在泉左右二间气、天九室、地九室，主气、客气，甚至同一地域海拔高低不同的阴阳气化等内容。五方运合并在中运内考虑，司天左右二间气、天九室合并在司天考虑，在泉左右二间气、地九室合并在在泉考虑，以上加主气、客气、四季五运，共六个层次气化，但表征地球一年阴阳气气化的二十四节气也必须加以考虑，故共需考虑七个层次气化。而在书写五运六气结构时，常书写出如下五个层次。

司天

客气

中运

主气

在泉

司天在上；在泉在下；中运处中；客气为在天之六气，故在司天之下，中运之上；主气为在地之六气，故在中运之下，在泉之上。

四季五运表征一年五行气化常规规律，二十四节气表征一年阴阳气气化常规规律，一般可不写出。但实际上常将两者作为背景气和上述五个层次的气化一起思考，来判断五运六气对气候、对人先天体质、对疾病等的影响。

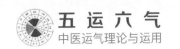

只有将这七个层次气化合并考虑，才能准确判断五运六气对气候、对人先天体质、对疾病等的影响。若是仅仅考虑其中某一个某两三个层次的气化，则得出的结论往往与实际发生的不符合。

五运六气需将这七个层次合并考虑，见《素问·六元正纪大论篇第七十一》中的介绍。

《素问·六元正纪大论篇第七十一》：

帝曰：太阳之政奈何？岐伯曰：辰戌之纪也。

太阳、太角、太阴、壬辰、壬戌，其运风，其化鸣紊启拆；其变振拉摧拔；其病眩掉目瞑。太角（初正）、少徵、太宫、少商、太羽（终）。

……

凡此太阳司天之政，气化运行先天，天气肃、地气静。寒临太虚，阳气不令，水土合德，上应辰星镇星。……寒敷于上，雷动于下，寒湿之气，持于气交，民病寒湿发，肌肉萎，足痿不收，濡泻血溢。

初之气，地气迁，气乃大温，草乃早荣，民乃厉，温病乃作，身热、头痛、呕吐、肌腠疮疡。

二之气，大凉反至，民乃惨，草乃遇寒，火气遂抑，民病气郁中满，寒乃始。

三之气，天政布，寒气行，雨乃降，民病寒，反热中，痈疽注下，心热瞀闷，不治者死。

四之气，风湿交争，风化为雨，乃长、乃化、乃成、民病大热少气，肌肉萎、足痿、注下赤白。

五之气，阳复化，草乃长，乃化、乃成、民乃舒。

终之气，地气正，湿令行。阴凝太虚，埃昏郊野，民乃惨凄，寒风以至，反者孕乃死。

"太阳、太角、太阴、壬辰、壬戌，其运风，其化鸣紊启拆；其变振拉摧拔；其病眩掉目瞑"是阐述中运这一层次气化影响的。"凡此太阳司天之政，气化运行先天，天气肃、地气静。寒临太虚，阳气不令，水土合德，上应辰星镇星。……寒敷于上，雷动于下，寒湿之气，持于气交，民病寒湿发，肌肉萎，足痿不收，濡泻血溢"是阐述司天在泉这两个层次气化影响的。"初之气，……。

二之气，……。三之气，……。四之气，……。五之气，……终之气"是阐
述客气主气这两个层次气化影响的。"太角（初正）、少徵、太宫、少商、太
羽（终）"是阐述中运对四季五运这个层次气化影响的。二十四节气气化影响
在《素问·六元正纪大论篇第七十一》中虽没有直接写明，但是隐含在内的。如
客气少阳相火在不同的年份作为六步之初至终之气加临主气引发的气候与疾病变
化差别非常大，即是有隐含表征地球一年阴阳气变化的二十四节气气化影响在
内的。

第七章　五运六气实践运用

一、运用运气结构判定气候变化与普发性疾病

五运六气的运用非常广泛。运用五运六气各结构层次的相互关系，可以判定五运六气对气候的影响以及五运六气引发的普发性疾病。运用人生日时的五运六气可以推断人的先天体质，以及以后易发的疾病。运用五运六气可以快速而准确地诊断患者的疾病成因，且能够有效指导疾病的治疗。

（一）2017 年丁酉年气候与普发疾病分析

下面以 2017 年丁酉年为例结合运气各层次分析五运六气对气候与普发疾病的影响。

1. 2017 年丁酉年全年运气结构

2017 年丁酉年全年运气结构如下图。

	2017年丁酉年					
	初之气	二之气	三之气	四之气	五之气	终之气
司天	阳明燥金	阳明燥金	阳明燥金	阳明燥金	阳明燥金	阳明燥金
客气	太阴湿土	少阳相火	阳明燥金	太阳寒水	厥阴风木	少阴君火
中运	木运不及	木运不及	木运不及	木运不及	木运不及	木运不及
主气	厥阴风木	少阴君火	少阳相火	太阴湿土	阳明燥金	太阳寒水
在泉	少阴君火	少阴君火	少阴君火	少阴君火	少阴君火	少阴君火

备注：司天、主客气初之气在大寒日交司，中运木运不及在大寒后十三日交司，在泉是在立春交司。以上在上图中没有标识出来。

2. 2017 年丁酉年整体气候及疾病变化分析

丁酉年，中运木运不及，中运存在木气、金气、火气，中运有胜复。中运虽正月得月干德符，但司天为酉位正化阳明燥金，力量强，故中运仍有胜复。司天阳明燥金正化，司天无胜复，司天左右二间气不显现化令。在泉为子位对化少阴

君火，力量偏弱，中运木生在泉火，故在泉一间气显现化令，或在泉左间气太阴湿土显现化令，或在泉右间气厥阴风木显现化令。中运木生在泉火，为顺化在泉，在泉热化有所增加。

中运木运不及，中运春金胜，加之司天金气的力量特别强，故在春季呈现金气清化的特性，故春季整体偏寒凉。由于在泉与主气以及地球阳气上升的力量累积，春季呈现温度连续上升几天，司天阳明燥金的力量累积一段时间再度下压，温度又呈现很快下降的趋势，而后气温再上升，再下降。人生病主要为三个方面。一是金气侵入肩背，颈肩部寒凉，肌肉发紧。二是金气克制木气，人体肝胆气郁，出现咽干、腹胀，甚至呕吐，血小板计数低，腰部八髎穴部位疼痛，女子往往月经量减少甚至延迟。三是火气被郁积在内发散不出，从而出现皮肤红疹、长痘等。

以无锡地区为例来讲，夏至之前雨水量偏少，体现阳明燥金燥的特性，直至6月下旬，也就是夏至以后，温度才高起来，雨水量也多起来。但6月中下旬至7月上半月，无锡虽然也下雨，气象部门也预报了入梅和出梅的时间，但无锡几乎没怎么出现连绵阴雨蒙蒙的气候，雨虽然也下，但下过后气候仍相对较为干燥，从湿气量来讲，2017年无锡梅雨季节是空梅。这即是司天阳明燥金燥令作用的体现。司天阳明燥金力量强，中运金运力量强，都会造成空梅的现象。

无锡地区，7月小暑过后以及8月，呈现气温又高又闷热的气候特性。这是由于中运木运不及，春金胜而夏火复。春季金气胜木，春寒凉，夏季火来复金，故夏季炎热。但由于三之气客气阳明燥金、四之气客气太阳寒水以及司天阳明燥金的寒凉下覆，中运火复之火、主气三之气少阳相火以及夏季之火不能得以顺利上冲而散，被郁积在气交之中，故呈现极为闷热的气候。

此阶段中运火复之火、主气三之气少阳相火以及夏季之火被客气与司天束缚不得宣散，气化对人的影响也同样如此，人体内的火也被严重郁积，从而导致血压上升、失眠、多梦、盗汗，甚至产生严重的脑血管爆裂的疾病。

由于7、8月份被郁积的火气量非常大，到9月份天气仍然比较热，直至10月寒露、霜降之季秋时分，气温才大幅下降，体现为秋天的气候。季秋时分，温度呈现一段时间下降，过段时间温度又有所上升，然后再下降再上升的波动情况。这是由于司天阳明燥金以及秋季气化力量强，寒凉气即下降，在泉少阴君火的力量在下半年逐渐体现得更明显，在泉的力量累积一段时间后上冲，温度即回升。即《素问·六元正纪大论篇第七十一》中所讲："凡此阳明司天之政，……清先而劲，

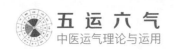

毛虫乃死，热后而暴，介虫乃殃。"

这段时间当金气下压，凉气下降，温度突然下降时，人多有发热的症状；在泉火累积一段时间突然上冲时人也会发热，但发热还不是很严重，同时往往夹着脾胃湿重。9、10月份，全国各处都有浓雾发作，虽有在泉少阴君火之蒸腾，司天阳明燥金和秋季的金气之收束形成雾气，也应是在泉左间气太阴湿土化令显现。中运木运克在泉左间气太阴湿土，故太阴湿土行令时长为五十天。在9、10月份出现湿重的时长差不多符合。这种上凉下热、内湿热蕴积的状况，就使得人体内部的阴被逐渐耗损，逐渐产生阴虚的身体状态。

到11月立冬后，冬季寒气增加，但小雪后客气转为少阴君火，火的力量也增加，故在小雪后更是呈现温度一段时间突然下降，过一段时间又突然上升的状况，并且一直持续到2018年1月8日中运交司。在这段时间内，有非常多的人发热感冒咳嗽，特别是儿童，往往高热不退，严重的很快就转化成肺炎，甚至转化成脑膜炎，更严重者有性命危险。这是几个方面的因素共同造成的。一是2017年一年中都存在上凉下热的情况，夏秋季更是如此，人体内的阴被耗损严重，到了冬季火的力量又非常强大并且郁积，人体内的阴更少，阴不能和阳，火气郁积，故很容易产生高热。二是2017年中运木运不及，司天正化阳明燥金力量强盛，整年都存在肝气郁而不舒的情况，肝气郁克制脾胃从而导致脾胃堵塞，脾胃堵塞更进一步加重人体上下阴阳不交、水火不济的问题，肝郁不解，脾胃郁不解，故高热始终难退。三是冬季在泉客气少阴君火力量强，耗肾阴伤肺阴，容易产生高热、肺炎、脑膜炎的疾病。

2018年1月8日后中运转为火运太过，其他层次的气化还没有交司，火的力量更强，气温也仍是寒热交替明显，但1月8日后儿童即使发热，也没有太多的危险症状了，因为退热变得比较容易了。这也说明2017年司天阳明燥金导致的肝气郁结是导致2017冬季高热严重普发且不易退的一个非常重要的成因。那一时期，看到众多的介绍治疗儿童高热的分析和药方介绍，基本没有考虑到肝气郁是高热普发的一个重要成因。这里明确论证，希望以后对类似问题能提供一些解决思路。

3. 从主客气六气时段分析气候与普发性疾病

以上是2017年全年的气候及普发性疾病分析，下面按主客气六气时段分析气候与普发性疾病。

2月3日立春至3月20日春分间初之气气候及易发疾病,《内经》中介绍如下。

《素问·六元正纪大论篇第七十一》:

凡此阳明司天之政,气化运行后天。……

初之气,地气迁,阴始凝,气始肃,水乃冰,寒雨化。其病中热胀、面目浮肿、善眠、鼽衄、嚏欠、呕、小便黄赤、甚则淋。

2017年初之气从1月20日大寒开始,但在泉要在2月3日由2016年的厥阴风木交司为2017年的少阴君火,故立春前普遍仍是肝气上升,肝火旺,人仍是容易夜里热,易醒甚至失眠。2月3日后夜里热、易醒的问题大都会有所改善,甚至完全恢复正常。故当"地气迁",即立春在泉已经交司后,2017年初之气的气候特性及易发疾病才会显现出来。

气候方面,中运是在2月1日交司,由2016年的水运太过转为2017年的木运不及。故2月1日前寒气虽然重,但由于在泉厥阴风木的影响,仍有温暖之气。

2月1日后温度虽然不高,但寒气已经没有那么重了。由于司天的影响,气候仍是比较凉的。2月1日前是寒气重,2月1日后是凉气重。一直到3月20日春分前普遍仍是凉气重,体现春寒的特性。

《素问·六元正纪大论篇第七十一》初之气到终之气的介绍,主要是介绍客气加临主气产生的影响,并没有加合司天、在泉、中运的气化影响,如果加合司天、在泉、中运的气化影响,则气候及易发疾病都会与原文有很大差异。

2月3日立春后体现最明显的是左肩疼(1月21日后陆续开始,2月3日前后体现明显),这是左侧肩部胆气受克制所致。

肝胆气受克制也会产生牙龈疼,这是由于金气收束压迫肝胆气,肝胆气郁在牙龈以及大肠经经气郁在牙龈。此种牙龈痛并非是胃火旺造成的。

肝胆气受压制,也会产生右耳耳鸣,是司天金气临下,在右侧头部覆盖太多,内火郁积的结果。

肝气被金气克制郁在肛门,则会导致痔疮发作或肛门发痒红肿。

肝气虚弱的人则会体现情绪低落,容易忧郁。

肝气虚弱的人也容易拉肚子,是由于肝胆气虚而不升,肝胆气郁克制脾胃。

心肝火旺的人则容易发红疹子,或是发痘痘,也容易出现小便黄,严重的会出现小便红,甚至小便淋漓不尽。

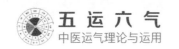
3月20日春分至5月21日小满二之气气候及易发疾病，《内经》中介绍如下。

《素问·六元正纪大论篇第七十一》：

二之气，阳乃布、民乃舒，物乃生荣。厉大至，民善暴死。

二之气客气少阳相火加临主气少阴君火上，火的力量增强，故《内经》中介绍二之气会"厉大至，民善暴死"。所以一般学者会依此判断气温会大幅度升高，并且此阶段会有疫病发生。但由于中运木运的力量不足，中运层次气化即伴随金气，司天又为酉位正化阳明燥金，金气仍是非常强劲的，仍是在金胜的阶段，虽有客气少阳相火加临在主气少阴君火上，气温仍不会大幅度上升，也确定不会发生瘟疫。故运用运气判断气候及疾病变化，需要将各个层次的气化合在一起考虑，如此才可得出准确的判断，仅就其中部分层次判断，即会得出错误的结论。

这阶段发病的成因为外有寒凉，肝气虚而郁，内火郁积严重。这阶段会产生一系列疾病，如咳喘，胸闷心慌，咽喉干、肿、痛，头晕，扁桃体肿大甚至化脓，血压升高，耳鸣加重，血红蛋白、血小板低，肌酐高、尿浑浊，痔疮加重，崩漏，肛门热痛，夜里易醒，皮肤易出红疹或长痘。

5月21日小满至7月22日大暑三之气气候及易发疾病，《内经》中介绍如下。

《素问·六元正纪大论篇第七十一》：

三之气，天政布，凉乃行，燥热交合，燥极而泽，民病寒热。

三之气客气阳明燥金，主气少阳相火，加之司天阳明燥金，燥的力量增强，故在三之气开始时段，下雨比较少。金气凉气下迫，主气少阳相火，在泉少阴君火，再加之夏季火气，中运之火复气，气候极为闷热，地面水汽被火气大量蒸腾上升，当天空中水蒸气量足够大时，在金气的收束下即会产生大规模降雨，即体现为"燥极而泽"，本干燥少雨，大规模降雨后即呈现一片川泽之象。

此阶段发病主要为郁热所致。火气复金，肝气郁已减弱，火气郁成为致病主因。产生的疾病有脸红，头涨，难以入睡，失眠、多梦，高血压，咳嗽，这一阶段也极易产生脑血管瘤。

7月22日大暑至9月23日秋分四之气气候及易发疾病，《内经》中介绍如下。

《素问·六元正纪大论篇第七十一》：

四之气，寒雨降，病暴仆、振栗谵妄，少气嗌干，引饮，及为心痛，痈肿疮疡，疟寒之疾，骨痿血便。

四之气客气为太阳寒水，主气太阴湿土，但由于火复之火气以及夏季之火气被郁，天气仍旧闷热。因客气太阳寒水，寒气常会下临，当寒气突然下临时，火气被郁就更加严重，受郁迫的火气会突然上冲，从而引发脑血管爆裂，甚至有生命危险，即"病暴仆"。平时心肝火旺肾阴虚的人极易发生。但对于心气本虚弱的人来说，寒气下临会突然抑制心气，寒气侵入心藏会造成心跳突然停止而产生危险。就笔者所知，就有几例1983年出生的本身心气虚弱的患者，在2017年四之气的时段突然心藏停跳而谢世。

另外，手、头震颤，皮肤生疮、生痘，大便带血也是这阶段容易发作的疾病。

9月23日秋分至11月22日小雪五之气气候及易发疾病，《内经》中介绍如下。

《素问•六元正纪大论篇第七十一》：

五之气，春令反行，草乃生荣，民气和。

五之气，客气厥阴风木，主气阳明燥金，虽然这个时段，《内经》中介绍"民气和"，但由于中运木运不及，此时段火复气已过，中运木气仍受一定的克制，加之司天阳明燥金克制肝胆气，肝气郁所产生的各类疾病仍会普遍发生，如咽干、腰部八髎穴部位疼痛、女子月经量减少等。由于司天在泉的影响，气温呈现寒热反复，气温下降，小朋友即容易发热，同时容易伴随腹泻、呕吐，西医称为诸如病毒感染，实际为金克木导致肝胆气郁，肝胆气郁克制脾胃，导致脾气不能顺利上升，胃气不能顺利下降所致。肝胆气克制脾胃，素有脾胃病的，此时段易发胃癌、食管癌。

11月22日小雪至2018年1月20日大寒终之气气候及易发疾病，《内经》中介绍如下。

《素问•六元正纪大论篇第七十一》：

终之气，阳气布，候反温，蛰虫来见，流水不冰。民乃康平，其病温。

终之气，客气少阴君火，主气太阳寒水，气候仍寒热反复严重，但整体体现为暖冬气候，冬季闭藏的功能减弱，会导致肾阴虚、心火旺，加之木郁火郁，容易发生失眠、头晕、耳鸣、咽喉肿痛、夜晚身体发热、高血压等问题。

此时段发生的感冒发热特别严重。具体成因前文已述。

上文是以2017年为例，依据五运六气推断气候变化及引发的普发性疾病变化。依据五运六气既可以理解过去年份历史性气候变化及普发性疾病成因，也可以预

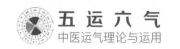
测未来年份的气候变化与普发性疾病，从而为提前防止自然灾害以及提前预防疾病普发提供根本性依据和指导。

（二）五运六气可以判定和预测气候变化

五运六气可以运用在对气候变化的成因做出具体解释，并可用于预测未来的气候变化。上文已有对2017年的气候变化的运气影响分析。实际上，五运六气不同层次的正常及异常变化是导致气候变化的根本原因。若不研究五运六气，就搞不清楚为什么气候会如此变化多端。

比如，2014年甲午年中运土运太过，《素问·五常政大论篇第七十》中讲土运太过之化令："敦阜之纪，……烟埃朦郁，见于厚土。"2015年乙未年太阴湿土司天，《素问·至真要大论篇第七十四》中讲太阴湿土司天之化令："太阴司天，湿淫所胜，则沉阴且布。"故2014年、2015年常常大雾弥漫。

2016年丙申年，司天少阳相火为对化，司天右间气太阴湿土可能行令，中运为水，中运不克司天右间气，则司天右间气行令可有一百天。故在2016年也发生过浓雾气候，但时长远远少于2014年、2015年，浓雾的程度也远小于2014年、2015年。

2017年丁酉年，司天阳明燥金，在泉少阴君火，天气干燥清洁而明亮，湿气减少，故全年中可见蓝天白云的天数特别多，只有在秋末时段才出现过短暂的雾天气。

2018年戊戌年，在泉太阴湿土湿化行令，所以夏秋季不时出现浓雾天气，在没有出现在泉早退位的异常情况下，冬季出现了大范围的浓雾天气。

雾的产生是五运六气运行的结果，是五运六气运行过程中发生的自然现象。太阴湿土其德濡，湿气能濡润万物，只有湿气过重才会导致疾病，正常的湿气反而是万物化生所必需的。

另外，厄尔尼诺现象、拉尼娜现象以及各种极端气候变化也均是五运六气变化的结果。

例如，在六十年的运气周期中，戊寅年是六十年中火力最盛的一年，因中运火运太过，司天为寅位正化少阳相火。1998年是戊寅年，此年中国发生特大洪水，即是戊寅年火力太盛导致的结果。火力太盛，地面以及海中的水分会极大量蒸发到高空，并产生短时间内密集的暴雨；火力太盛，高原冰雪会加速融化，更增加河流的源头之水。所以 1998 年戊寅年才会发生特大洪水。

1998 年戊寅年火力最盛，故最容易引发东太平洋水温升高，引发强厄尔尼诺现象。美国国家气象中心网站记载的 1952 年至 2009 年中，1997 年 5 月至 1998 年 7 月发生的厄尔尼诺现象是最强的。

这都不是巧合，而是五运六气运动变化产生的气候现象。

并不是厄尔尼诺现象导致各种极端气候变化，而是各种极端气候变化与厄尔尼诺现象均为五运六气变化的必然结果。笔者曾根据五运六气推断历史上产生厄尔尼诺现象的年份及强度，与美国国家气象中心网站记载的均大致吻合。

（三）运用五运六气解读 2003 年非典发生成因

2003 年非典疫情发作严重，发病症状多为高热，关节酸痛、乏力、咳嗽、胸闷，严重者出现呼吸加速、气促，甚至呼吸窘迫等症状，有的还伴随呕吐、腹泻。

从非典症状判定，本病病因确实是以肺部为火所刑克为主。由于体质不同，患者症状有一定的差异。

非典在 2003 年癸未年发作，在《素问·本病论篇第七十三》中有讲庚辰年刚柔失守三年化疫，速至壬午，徐至癸未，而发作金疫的论述，见下文。

《素问·本病论篇第七十三》：

假令庚辰阳年太过，如己卯天数有余者，虽交得庚辰年也，阳明犹尚治天，地已迁正，太阴司地，去岁少阴以作右间，即天阳明而地太阴也，故地不奉天也。乙巳相会，金运太虚，反受火胜，故非太过也，即姑洗之管，太商不应，火胜热化，水复寒刑，此乙庚失守，其后三年化成金疫也，速至壬午，徐至癸未，金疫至也。

由于 2000 年庚辰年天地失守，到 2003 年癸未年就容易发生疫病，故 2003 年癸未年的非典很容易被认为是 2000 年庚辰年天地刚柔失守造成的。

下面分析一下非典究竟是不是由 2000 年庚辰年天地刚柔失守三年化疫造成的。

第一，2000 年庚辰年天地失守，若至 2003 年癸未年发作金疫，应以金气盛为致病成因，应发作肝胆系疫病。

《素问·本病论篇第七十三》中讲，庚辰年刚柔失守，中运金运由胜而虚，金运虚而受火刑，即金气盛而被郁，被郁之金气待时而发，早至壬午，晚至癸未，郁积之金气发作。金气发作，故称金疫。此金疫，金气盛应是致病成因。金疫发作，产生的是严重的肝胆系病变，如呕吐、腹泻、黄疸等，但呼吸加速、气促甚至呼吸窘迫等肺藏疾病症状则不会发生。所以可以确定2003年非典不是金疫，不是由2000年庚辰年刚柔失守三年化疫而来。

《素问·刺法论篇第七十二》治庚辰年天地失守两或三年化疫的方法为补肝泻肺："假令庚辰刚柔失守，……当先补肝俞，次三日，可刺肺之所行。刺毕，可静神七日，慎勿大怒，怒必真气却散之。"

由此治法也可知2000年庚辰年天地失守若至2003年癸未年发作疫病，金气郁发是致病原因，疾病以肝胆系疫病为主，而非以肺系疾病为主。

第二，2000年庚辰年气候特征也没有天地失守的迹象。

以下为2000年庚辰年中国环境公报对全年的气候变化与自然灾害大致描述。

中国气候特点2000年全国大部分地区降水偏少或接近常年。出现全国性干旱，特别是北方地区春夏季遭遇多年来罕见的特大干旱，南方一些地区夏伏旱也较明显。汛期我国未发生大范围的暴雨洪涝灾害，秋季黄淮以南地区出现持续性阴雨天气。全国大部分地区气温接近常年或偏高，夏季高温酷热，春季北方沙尘天气异常频繁，登录我国的台风（包括热带风暴）个数偏少，风雹等强对流天气明显偏少。

从以上描述可知，2000年庚辰年不存在天地失守，因为庚辰年中运金运太过，燥气大行，才会产生"全国性干旱，特别是北方地区春夏季遭遇多年来罕见的特大干旱"，若是存在天地失守，中运金运由太过变为不及，燥气减弱，湿气会有所增加，2000年则不会产生特大干旱。

第三，2000年庚辰年生的人多肝胆功能弱。

对我遇到的2000年庚辰年出生的人进行初步统计，发现他们多存在肝胆气虚弱的情况，从这点也可确定2000年庚辰年未发生天地失守。

从以上三点论述可以确定，2003年癸未年非典不是由2000年庚辰年天地刚柔失守三年化疫而来。那么非典是如何发生的呢？

接下来对2003年癸未年非典发作成因进行分析。

《素问·六元正纪大论篇第七十一》中讲丑未年二之气的气候与疾病："二之气，

大火正，物承化，民乃和。其病温疠大行，远近咸若，湿蒸相薄，雨乃时降。"

癸未年二之气，春分至小满，3月21日至5月21日，客气少阴君火，主气少阴君火，客气加临主气，两君火相加合火力强盛，火克金严重，故易产生肺热性疫病。而非典正是在4月、5月最为严重，5月21日后发病已极少了，在3月21日之前虽有发生，但也很少，完全符合二之气致病特性与时段。

非典的发作时段和《内经》的描述如此吻合，而非典确是肺热性疾病，故可以确定，癸未年二之气客气少阴君火加临主气少阴君火是致病的主因。

有观点认为，癸未年为火运不及的年份，虽二之气客气主气均为少阴君火，但火的力量应当有所不足，不会产生严重的火克金。实际上，癸未年中运得司天左右二间气火相助，中运为平气。故中运加合主客气少阴君火，火的力量增强，火克金，足以导致肺热性疫病发作。

既然是二之气客主加临与中运平气火合力克金导致的肺热性疾病，为什么3月21日二之气已到，非典并没有大规模发作，而是到4月份才大规模发作？这是由于虽然二之气客主加临与中运平气火合力克金，对人的肺藏造成伤害，但这种损害要经过一段时间的累积，才对人体的肺藏灼烧逐渐加重，才会到4月份大规模地发作。

那么到三之气，温度普遍比二之气要高，为什么非典患者反而极少了呢？这是由于三之气小满到大暑之间，主气少阳相火，客气太阴湿土，温度高属于四季五运之夏季及主气正常的气化，符合人体一年中的正常气化规律，故不会产生普发的严重的肺热性疫病。

2015年乙未年二之气，主客气也为少阴君火，为什么2015年乙未年没有发生像2003年癸未年那么严重的疫病呢？

这是由于2003年癸未年非典的发生，虽然是癸未年二之气客主加临与中运平气火克金导致的，但与前两年的气化亦均有关系。

2001年辛巳年，中运水运不及，司天厥阴风木，在泉少阳相火，对人的影响是使人体心肝火旺，肾阴虚，从而耗损人体的肺阴；2002年壬午年，司天为少阴君火，中运为木运太过，在泉为阳明燥金，司天少阴君火为离位正位火，伤肺严重，虽在泉为西位正化金，但由于司天在上，在泉在下，对人体的肺阴补充仍有限，中运木运太过，克伐人体脾胃之气，脾胃受损，土生金不足，脾胃对肺的补充不足。

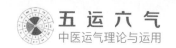

故经过 2001 年、2002 年，人体内部往往阴虚而火旺，故到 2003 癸未年火气旺盛时段火克金而产生肺系疫病。

2013 年癸巳年，虽也耗损肾阴伤脾胃，但比之 2001 年，人体的肾阴损伤要少多了；2014 年甲午年，则脾胃气得到比较大的补充，土生金，脾胃气旺对肺气有一定的补充作用，故在 2015 年乙未年二之气没发生严重的普发性肺热性疫病。

以上介绍了运用运气结构判定气候变化与普发性疾病，接下来将要介绍运用运气结构判定人的先天体质及易发疾病，以及如何运用五运六气诊断与指导疾病的治疗。在讲解这两部分内容之前，有必要重新梳理一下如何根据公历纪年推知当年干支纪年，从而确定当年的中运、司天、在泉、主气、客气，进而写出确定日期时的运气结构。

二、根据公历纪年推知当年干支以确定中运及司天在泉

1. 由公历纪年推知当年天干以确定中运

由公历推知当年天干，可将公历末尾数字直接与十天干对应，如下图。

公历末尾数字	4	5	6	7	8	9	0	1	2	3
十天干	甲	乙	丙	丁	戊	己	庚	辛	壬	癸

依据天干推知中运见下图。

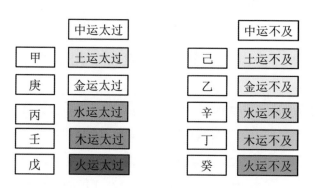

2. 由公历纪年推知当年地支以确定司天在泉

由公历推知当年地支如下。

十二地支对应阿拉伯数字：寅 1，卯 2，辰 3，巳 4，午 5，未 6，申 7，酉 8，戌 9，

亥 10，子 11，丑 12。

（公元数－1980－5）/12，余数为地支。如 2015，（2015－1980－5）/12，余数为 6，地支为未。若公元数小于 1997，就以（公元数－1920－5）/12 来计算。如 1952，（1952－1920－5）/12，余数为 3，地支为辰。总之，使公元数－1980 或 1980 加减 60 的倍数－5 所得余数在 60 以内，这样心算的速度就会比较快。

依据地支推知司天在泉见下图。

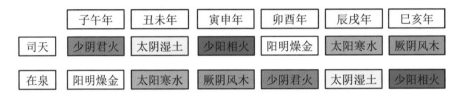

3. 客气主气客主六步加临及时间节点

主气每年六步固定不变，初之气为厥阴风木、二之气为少阴君火、三之气为少阳相火、四之气为太阴湿土、五之气为阳明燥金、终之气为太阳寒水。客气三之气与司天同气，客气的三之气确定后，客气的三之气加临在主气的三之气上，然后依厥阴风木、少阴君火、太阴湿土、少阳相火、阳明燥金、太阳寒水的顺序排定其他五步气。

主气、客气每年六步时间相同。

以 2018 年戊戌年为例，客主加临六步气及时间节点见下图。里层的为主气，外层的为客气。主气初之气为厥阴风木、二之气为少阴君火、三之气为少阳相火、四之气为太阴湿土、五之气为阳明燥金、终之气为太阳寒水。戊戌年太阳寒水司天，故客气三之气为太阳寒水，加临主气三之气少阳相火；客气二之气为阳明燥金，加临主气二之气少阴君火；客气初之气为少阳相火，加临主气初之气厥阴风木；客气四之气为厥阴风木，加临主气四之气太阴湿土；客气五之气为少阴君火，加临主气五之气阳明燥金；客气终之气为太阴湿土，加临主气终之气太阳寒水。

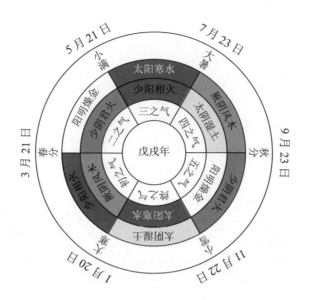

其他年份客气主气加临规律同此。

三、运用运气结构判定人的先天体质及易发疾病

（一）根据生日时运气结构判定人先天体质的原理

既然在特定的五运六气条件下会普发特定性疾病，那么为什么有的人发病，有的人不发病？为什么有的人即便发病却与《内经》中介绍的典型疾病症状存在很大不同？

这是由于每个个体的先天体质不同、身体状态不同，故在同样的五运六气条件下有的人会病，有的人不会病，发病也会存在非常大的个体性差异。那么，如何判定人的先天体质？通过人出生时的五运六气结构即可以判定人的先天体质。

人始终是处在天地五运六气的大的气化场内的，从人出生后被剪断脐带的那一刻，即开始启动肺藏，开始后天呼吸，天地五运六气的气立系统即直接与婴儿神机系统开始联通，婴儿藏腑经络以及身体各部位即被动地被天地五运六气系统开启到与五运六气相适应的程度，从而形成人的先天体质，伴随人一生。人出生时即被五运六气打上了烙印，可以通过这个烙印解读人的先天体质。

五运六气始终是处在动态变化中的，五行往往存在一定程度的失衡，所以人出生时的先天体质往往即是阴阳五行不平衡的，极少会有出生时阴阳五行完全平衡的情况。当这种不平衡还不至于非常严重时，人不会出现疾病；随着时间的推移，人不断生、长、壮、衰老，五运六气仍不断对人体施加影响，加之人的生活习惯、工作、情志等因素施加于人体，导致人体的阴阳五行失衡到一定程度，人随即出现疾病。

所有特定的先天体质，以后几乎是必发某些特定的疾病，除非个人比较懂得医理，知道如何调整自身失衡的阴阳五行，或后天较好地保养身体，才能避免本身体质必发疾病的发作。

（二）运用生日时运气结构判定人的先天体质以及易发疾病

下面结合实际情况，详细阐述运用五运六气诊断人的先天体质以及易发疾病。

木盛而郁的体质导致胃痛

2016 年 10 月 16 日，一女士自述胃痛有 20 年历史，从 14 岁开始就经常有慢性胃溃疡、胃痛。该女士于 1982 年 10 月 16 日出生。

下面根据该女士生日判断其先天体质以及发作胃病的必然性。

1982 年 10 月 16 日生，出生时运气结构如右图。

壬戌	五之气
司天	太阳寒水
客气	少阴君火
中运	木运太过
主气	阳明燥金
在泉	太阴湿土

壬戌年中运木运太过，肝胆气比较旺盛，主气阳明燥金，又为秋季，故金气克木，但肝胆气又比较旺盛，故肝胆气盛而郁，加之司天太阳寒水，胆一遇外寒则抑郁不舒，胆郁肝也郁，故司天之寒水也会加重肝胆气郁。过于旺盛之肝胆气受郁必定克制脾胃，导致木气郁积在脾胃，从而产生脾胃疾病。而客气又为少阴君火，君火也为金水所郁，增加内热，肝胆气郁克制脾胃加之火气郁热，故非常容易发生胃溃疡。

壬戌年五之气生的人，先天肝胆气旺且郁，金水寒凉之气侵入肩背，导致肩背肌肉发紧。金水之气下迫木火，特别是木气郁而克制脾胃，极易导致脾胃疾病，如腹胀、腹痛、胃溃疡、脾肿大、胃酸反流、经常打嗝，严重者会导致胃癌、胰腺癌、贲门癌，甚至食管癌。

该女士从 14 岁起即开始经常发作的慢性胃溃疡、胃痛，即是她体质因素决定的极易发作的疾病。

另有一女士，女，1982 年 10 月 19 日生，也是 1982 年五之气，曾因胃癌切除部分胃，吃饭时总打嗝，要站起来使气出去才舒服。致病原理同上。

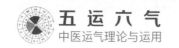
金胜木郁的体质导致宫外孕、肠梗阻

某女士，1960年6月26日生。2017年9月23日，自述症状：经常打嗝，胃胀，气不下行，吃了东西感觉下不去，腰痛，浅睡眠，便秘，怕受寒，受寒感觉肩背冷，头晕晕的，乏力。自述疾病史：27岁时因宫外孕行输卵管摘除术，2002年因胆结石行胆囊摘除术，2010年因肠梗阻又行手术，2011年因脑膜炎又行手术。

下面根据该女士生日判断其先天体质以及发作诸种疾病的必然性。

1960年6月26日生，出生时运气结构如右图。

庚子年，中运金运太过，在泉阳明燥金，为同天符，金气克制肝胆严重，故先天即有严重的肝胆气郁结。金气俞在肩背，故肩背寒凉。庚子年司天为对化少阴君火，司天存在火胜水复，但水复要到秋末冬初，三之气是火胜的时段，司天加合客气少阴君火，主气为少阳相火，故心火

庚子	三之气
司天	少阴君火
客气	少阴君火
中运	金运太过
主气	少阳相火
在泉	阳明燥金

会比较旺，也同时存在火克金的问题。也就是说这时段出生的人有火克金、金克木、木气郁而克土三重相克的现象。有人会奇怪，火既然克金，金就应该不会克木了。实际情况并非如此。这时段出生的人，火克金，肺内热，容易有肺炎、咳嗽，严重的有肺气肿、肺脓肿，但肺外是寒的，肺外寒仍克制肝胆之气。故同时有肺病、肝胆病、脾胃病，以及心脑血管疾病。

下面依据该女士体质分析其历史性疾病与问诊时疾病成因。

该女士27岁怀孕，为1987年丁卯年，丁卯年虽为中运平气，但仍存在木郁的情况，该女士本身肝胆气郁严重，故肝气疏泄能力弱，卵子受精后移动到子宫的能力弱，故在输卵管着床而形成宫外孕。

该女士肝胆气郁结，故容易产生胆结石，2002年壬午年，肝胆气火气旺盛，故该女士体内肝胆气郁、火气郁，从而导致胆结石加重而胆囊疼痛，进而摘除胆囊。

该女士本身存有火克金，肺大肠易病，2010年庚寅年，金气内收，火气外冲，金气与火气在肠道内收外冲争作，故产生肠梗阻。

2011年辛卯年，肾阴易不足，火气被郁，该女士本身外寒内热上热，火气很旺盛，2011年也是严重寒凉郁热的年份，故2011年发作火气上冲头脑，产生脑膜炎。

2017年丁酉年，又是肝气郁、上寒凉、下郁火的年份，该女士肝气郁结加重，外寒凉加重，内火也加重。外寒凉导致怕受寒，受寒即感觉肩背冷；肝胆气郁克制脾胃，故经常打嗝、胃胀、气不下行，吃了东西感觉下不去；肝胆气郁故腰部八髎

穴部位疼痛；内火旺，火气上冲故浅睡眠，头晕晕的；内火灼烧津液故便秘；内火上灼耗肺气，肝胆气又上升不力，肝胆气克制脾胃，脾胃气不足，脾胃气生肺气也不足，故乏力。

由上可见，该女士所有的历史性疾病和现有疾病均与其先天体质相关，是其先天体质在后天的运气运行过程中产生的各类极易甚至必然发作的特定性疾病。

心气弱的体质心跳骤停

某男，1993 年 8 月 29 日生，于 2017 年 9 月 23 日心跳骤停，抢救无效死亡。

下面根据该男生日判断其先天体质以及突发心跳骤停的成因。

1993 年 8 月 29 日生，出生时运气结构如右图。

癸酉年中运火运不及，虽有在泉少阴君火相助，心气仍较弱，四之气客气又为太阳寒水，故这时段出生的人容易先天心气虚弱。因司天阳明燥金克制肝胆气，同时有肝胆气郁结。在泉少阴君火，主气太阴湿土，身体内部有郁热且耗肾水，容易肾阴虚，实火旺。

癸酉	四之气
司天	阳明燥金
客气	太阳寒水
中运	火运不及
主气	太阴湿土
在泉	少阴君火

在 2017 丁酉年四之气时段，寒气侵入心藏易产生心藏突然停跳的疾病。该男本身心气虚，故更易产生心藏停跳从而失去生命。

但 1993 年生之人年龄是比较小的，到 2017 年才 24 岁，男子三八 24 岁正是"筋骨劲强"（《素问·上古天真论篇第一》："丈夫……三八，肾气平均，筋骨劲强……"）的时候，虽有先天体质因素及发病时运气影响，但这个年龄实不应该病发这么严重。之所以发作如此严重，和该男本身平时身体严重透支有关。这时段生的人本就心气弱，肾阴虚，肝气郁，若因熬夜或其他嗜好而透支，对心藏的伤害就更大。本身先天体质易发心跳骤停的问题，再加后天透支，到特定的克伐心气的运气时段，自然就发病了。

运用生日可以诊断人的先天体质，也可以确定以后容易发作哪些疾病，甚至可以推断未来在哪些年份哪些时段容易发作哪些疾病，为治未病提供真正的依据。

（三）判定人体体质的阴阳五行象化思维

运用生日诊断人的先天体质，是运用阴阳五行象化思维，即根据出生时天地阴阳五行气的组成、位置以及相互关系所组成的象来推断人的先天体质。这完全不同于现代中医资料将人体体质分为九种类型的分类方法。现代中医体质分类方法是根据人的疾病症状进行的分类；而通过生日时的运气结构推断人的先天体质，是根据人出生时调控人体的天地阴阳五行气的象化来进行的分类。后一种分类方法更接近于人体的体质本质。

依据生日运气对人体进行体质分析，有一种运气组合，就有一种体质，因运气结构复杂，故人体的先天体质也非常复杂，这并不是九种体质分类所能描述和涵盖的。

（四）同时出生的人先天体质的差异性与发病趋同性

那么，同一时间出生的人，体质是完全一样的吗？事实并不是这样。即便是双胞胎，出生时运气结构相同，但体质仍存在一定的差异。

根据生日能判定人体的体质大约70%的部分。父母的遗传不同，母体怀孕时营养供应不同，先天信息不同，人的体质都会有比较大的差异性。但是，随着年龄的增长，同样运气条件下出生的人所生疾病有趋同性。即便所发生的具体疾病不同，但也往往是相同或相近的藏腑系统发病。

（五）运用五运六气指导优生优育，避免先天遗传性疾病

如果将人的出生日期作为后天生日，母体受孕的时间作为先天生日，那么先天生日对于诊断体质和易发疾病是否有意义？

人处在天地五运六气大的气化炉内，时刻受五运六气的影响，但胎儿在母体中，并不是直接受天地五运六气的影响。母体通过脐带传送气血营养供给胎儿，天地五运六气通过影响母体，进而影响胎儿。

若是母体存在较为明显的阴阳五行失衡，在怀孕期间天地五运六气进一步影响母体使得母体阴阳五行更不平衡，这种不平衡即会影响胎儿，造成胎儿在胎儿期即产生一些先天性缺陷或疾病。比如1993年癸酉年生的女士，若本身心气比较弱，心藏功能缺损，在2016丙申年怀孕，则心气受到进一步的削弱，那么母体对胎儿的心藏心气供应即会减弱，从而造成胎儿在胎儿期即会心气弱，甚至心藏发育不良，造成先天性心藏二尖瓣三尖瓣闭锁不全及心气不舒的疾病，常以双手智慧线有断裂或有岛纹为表现特征。

如果母体健康，心藏功能健强，即便处在最严重的五运六气对心气的克伐阶段怀孕，胎儿也能保持心藏健康。

这种天地五运六气影响母体阴阳五行气化，加重母体本身的阴阳五行失衡，

所导致婴儿出生时即带有和母体类似的疾病，即为遗传性疾病。但这种遗传并非是基因遗传，而是由母体的阴阳五行气化失衡与天地五运六气共同作用引发的遗传。母体相应藏腑功能弱，胎儿在相应藏腑器官发育期又遇到天地五运六气对母体薄弱藏腑器官的克制，胎儿即有与母体类似的疾病。这是很多遗传性疾病产生的原因。

所以，母体某些藏腑功能薄弱，可以主动避免在天地五运六气对母体薄弱藏腑的克制期间怀孕，且可主动选择天地之气对母体薄弱藏腑有补充的年份时段怀孕，这样对母体及胎儿的健康都将有很大补益。所以对天地五运六气的研究对于优生优育是极具指导意义的。

天地五运六气在母体怀孕的全程均对母体施加影响，从而间接影响胎儿的发育，故母体怀孕的具体日期即人的先天生日虽对判定人体质及易发疾病有一定的价值，但主要还是看母体怀孕全程的运气影响，依据后天生日前推即可。

四、运用五运六气诊断与指导疾病治疗

运用五运六气既可以明确疾病成因，也可以指导采用合适的治疗方法实施治疗。

腹部湿重导致常年不会笑

大约在 2014 年 10 月份，有一对母女来我处调理。女儿说她妈妈很长时间没有笑容了，脸每天都很僵硬，总是不开心，精神抑郁，她都想把妈妈送到精神病院去治疗了。后经人介绍来这里，也是抱着试试看的心理。

这位母亲看上去面色有些黄，面部肌肉僵硬，的确一点笑容都没有。我问了下生日，是 1954 年 11 月 21 日。由于她并没有精神萎靡、面色晦暗等严重疾病的症状体现，所以一听生日，我即说："调理一次，一定就会笑了。"当时在场十多人，听了我这句话后都流露出一种怀疑的眼神。于是我当场用外调松筋手法，疏通患者腹部、腿外侧、肩背经络筋肉。在疏通她腹部时，感觉其胃脘部位如同石头一样僵硬，就进行重点疏通。经过半小时左右的疏通后，患者果真笑了。后来继续调理一段时间，患者彻底恢复开朗的心态，一切恢复正常。

这一例为什么可以断定调理后即会笑了呢？下面看患者生日时的五运六气结构，如右图。

1954 年 11 月 21 日，甲午年五之气。

甲午年中运土运太过，脾胃湿气过重，故面色黄。湿

甲午	五之气
司天	少阴君火
客气	少阳相火
中运	土运太过
主气	阳明燥金
在泉	阳明燥金

气过重导致中焦气郁，脾胃气郁则人自然不开心。且湿气过重，会妨碍肾气的布化，土克水，肾气不能正常布化也会使人产生郁闷的情绪。《素问·气交变大论篇第六十九》中明确讲："岁土太过，雨湿流行，肾水受邪。民病腹痛，清厥、意不乐。"再加之主气在泉为阳明燥金，有一定程度的金克木，肝胆气郁，从而克制脾胃，更是增加中焦堵塞，使得肾心不能顺利交通，也会影响情绪。

2014年是甲午年，运气结构与其生日相似，会使其身体的这种五行不平衡的状态更加严重，所以才会导致长期郁闷不会笑的情况。

所以处理的重点是疏通腹部堵塞，使脾胃气运行通畅，疏通肩背解除金气束缚，疏通腿外侧胃经、胆经堵塞解除肝胆气郁脾胃气郁。脾胃气通畅，肾气正常布化，肝胆气郁解了，心肾正常相交，自然就不郁闷，自然就会笑了。

木盛克土导致三四天不能吃东西

大约在2015年秋季，一位男士在其妻子的陪同下来我处。这位男士已经三四天没吃东西了，吃什么吐什么，喝水也吐，也没有饥饿感。曾在西医院看过主任医师，光检查费用就已花费五千多元，拍片仅见下腹部有一小水泡状阴影，因查不出病因从而无法治疗，于是经人介绍来到这里。

经询问，得知这位男士1982年出生，具体日期已记不清了（此例虽仅知其出生年份，不知具体日期，也可确诊）。其面色正常，询问此前也没有任何疾病，这次属于突发性的。我说这是很小的问题，一次调理即可解决。患者一开始不相信，但最终还是决定尝试一下。

我也是运用松筋手法为其疏通腹部、腿外侧、肩背。先疏通腿外侧，当右腿外侧胃经、胆经疏通时，这位男士就感觉腹部舒服些了；当双腿外侧以及腹部都疏通后，他已经想吃饭了；肩背疏通后，调理结束。

调理结束后这位男士已经有很明显的饥饿感，立刻去吃东西了。只经过这一次调理该男即康复了。

该男为什么会出现吃不进东西的现象呢？

该男1982年生，壬戌年，中运木运太过，木气盛克制脾胃，导致胃气不降。《素问·至真要大论篇第七十四》中讲："岁厥阴在泉，风淫所胜……饮食不下，膈咽不通，食则呕。"（备注：这些疾病症状虽是在讲厥阴风木在泉克胃产生的，但中运木运太过克胃也会发生这些症状）加之2015年乙未年秋季金气力量盛（中运存在夏火胜秋水复，故2015年秋季寒凉，金气克木即盛），金克木，这位男士本身木气又旺盛，在金气的克制下木郁而克伐脾胃，故导致胃气不降，脾气不升，堵在中焦。由于该男此前身体健康，没有大的疾病，乃时令运气结合他本身体质导致的短暂性疾病，故疏通一次就可以完全恢复。这就如同车辆遇到一个坎，就在这个坎过不去，用力推一把，过去了就好了。如果该男平时身体弱且多病，疏通一次是难以完全解决的。

火旺所致耳痛十年

2015 年夏季，一女士来我处，进门时戴着很厚的耳套。我很是奇怪，看她面色很是红润，不像是生病的人。坐下来听她描述病情才知，她只要听到大一点的声音，耳朵就会痛得受不了，平时耳朵前也有痛感。两个人对面说话，声音稍微大些，她耳朵就会痛。此人患病已经有十年了，这十年来基本不敢出门。十年来西医、中医都看了，哪位医生有名就去找哪位，也没有治好。询问生日，知是 1968 年 9 月 24 日。一看生日，我告诉她，如果愿意在这里调治，经过一段时间的调治保证可以治好。

下面看其生日时的五运六气结构，如右图。

1968 年 9 月 24 日，戊申年五之气。

戊申年中运火运太过，司天少阳相火，属于天符之年，在泉木助司天火，火特别盛，五之气主气阳明燥金，客气太阳寒水，且为秋季，火气存在一定程度的郁积。故判断是过盛的火气郁积在五行为火的经络，即心经、心包经、三焦经、小肠经，且郁火克金，致使肺气不能正常布化在

戊申	五之气
司天	少阳相火
客气	太阳寒水
中运	火运太过
主气	阳明燥金
在泉	厥阴风木

耳朵，导致耳朵遇噪声而痛。《素问·气交变大论篇第六十九》中讲："岁火太过，炎暑流行，肺金受邪。民病疟，……耳聋。"由此判断火克金，肺气不能顺利敷布即导致耳痛。《灵枢·经脉第十》中讲三焦经入耳，经气妄动也会产生耳朵疾病，如"三焦手少阳之脉，起于小指次指之端，……其支者，从耳后入耳中，出走耳前，过客主人前，交颊，至目锐眦。……是动则病耳聋、浑浑焞焞"。《灵枢·经脉第十》中讲小肠经入耳，小肠生病也会产生耳朵问题，如"小肠手太阳之脉，起于小指之端，……其支者，从缺盆循颈上颊，至目锐眦，却入耳中……是主液所生病者，耳聋……"三焦经、小肠经均是五行属火的经络，由此结合生日时金气寒气郁火，判断耳痛及耳前痛是火旺且郁导致。

故用松筋方法为这位女士疏通心经、心包经、三焦经、小肠经以及肩背，每

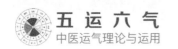

周一次。三次后，这位女士耳前痛缓解，遇到噪声耳内痛略有减轻。四个月后，该女士基本可以出门与人正常交流了。

有一次我在给这位女士调治时，说起她的体质，是心火旺，有一定程度的肾阴虚，建议她平时用一些中成药保养。她说起曾有好几位老中医也说她肾阴虚心火旺。我问是否有服用他们的中药，她说有服用，但没有效果。我给她解释，这些老中医把脉的结果是对的，但对于成因的判断是错的。一般会认为耳鸣耳痛等是肾虚造成的，会认为心火旺也是肾阴虚造成的，所以他们用药都会大补肾阴。但该女士是心火旺时间久了灼烧肾阴导致了肾阴虚，心火旺是因，肾阴虚是果，所以宜大降心火解火郁，顺带滋肾阴。

以上几例为运用五运六气诊断，使用外调方法治疗，下面介绍的几例仅对病因和调治思路给出分析，希望对读者在临床上运用五运六气诊病治病、开拓诊疗思路有所启迪。

脾肝虚所致月经量大且淋漓不尽，经久不愈

2016年11月28日，一位女士通过微信自述基本情况及病情如下。

我1969年4月30日早上出生，具体时间不详。这两年月经一直提前，去年4月份出现月经量多，做B超检查结果显示子宫内膜很厚，医生帮我做了刮宫手术，配了黄体酮软胶囊，但我疏忽了，只吃了2盒就忘记了，没再服用。今年7月份起月经来了就一直量大而且淋漓不尽，一直到10月份都没断过。10月28日又去看医生，开始服用妇康片，开始每日3次，每次8片，经量变得很少，但是药减量后月经量就会变多些，现在已经服用30天了。在坚持服中药的同时，每天灸隐白穴，但还是没完全止住，现在西医叫我不要吃妇康片了，就让月经来，然后去做B超，如果内膜还是很厚，还要做刮宫手术。目前中药还有四天的余量。现在我不知道怎么办。

下面根据该女士生日运气结构（如右图）分析其先天体质。

1969年4月30日，己酉年二之气。

先天体质分析：由于中运土运不及，脾胃功能先天虚弱，化湿能力弱；客气少阳相火，主气少阴君火，在泉少阴君火，心火很旺；司天阳明燥金对肝胆功能有一定的克制，肝胆气略弱。

己酉	二之气
司天	阳明燥金
客气	少阳相火
中运	土运不及
主气	少阴君火
在泉	少阴君火

病因分析：该女士虽然是2016年7月份才开始出现

月经淋漓不尽，但 2015 年 4 月份即开始月经量大，2015 年乙未年，4 月份湿气重，心火旺，加重她身体的湿气和心火，脾胃虚弱摄血力弱，心火旺促血外出，故会月经量大。2016 年寒气重，脾胃功能更差。故综合推断患者月经淋漓不尽主要是脾胃虚弱造成的。脾虚则不摄血，易产生月经淋漓不尽。因先天体质存在一定程度的金克木，肝气略有虚弱，肝虚也不摄血，故肝虚是次要原因。由于心火过旺，血液容易收摄不住，再加以肝脾两虚，血液更容易外冲，故心火旺也是月经淋漓不尽的次要原因。

调治思路：大补脾胃，略补肝气，泻心火，收心火，且已长期月经淋漓不尽，肾必受损，故需大补肾藏。

患者此前所用医院药方辨证为崩漏病，气阴两虚证。辨证笼统，不能明晰崩漏成因，故用药效果不佳。

肝气盛所致严重眼底出血

2018 年 3 月 30 日，一女士左眼眼底出血严重。该女士 1943 年 2 月 10 日生。

下面根据该女士生日运气结构（如右图）分析其先天体质。

1943 年 2 月 10 日，癸未年初之气。

病因分析：癸未年中运火运不及，得司天左右二间气火相助而化为平气，客气、主气均为厥阴风木，肝胆气过旺，该女士本身心肝火旺，而 2018 年 3 月份又是严重的寒束火，天气温度突然下降，该女士内里心肝之火受寒凉郁迫上冲导致眼底出血。其中以肝气受迫上冲

癸未	初之气
司天	太阴湿土
客气	厥阴风木
中运	火运不及
主气	厥阴风木
在泉	太阳寒水

而不下降为主，心气受迫上冲为辅。有人会奇怪，肝气升散，怎会下降呢？实际肝气有升有降，并非只升不降，不过整体呈现升的态势。

调治思路：柔肝、引肝气下降，降心火，引火下行，同时解气郁。该女士出生时司天为太阴湿土，加以郁热，故有湿热，故同时需祛湿热。而肝气盛易伤脾胃，且降火之寒凉药用量多易伤脾胃，故需同时补脾胃。

寒凉郁心肝火所致胸部憋闷隐痛

2018 年 4 月 3 日，一中医院校在校学生通过微信询问，自述如下："女，1995 年农历四月十四生，最近胸部憋闷隐痛，以左侧为主，夜间睡下时尤为明显。自小气短，胸闷，善太息，手足四季温热，由于热爱运动身体健壮。"

该女生 1995 年 5 月 13 日生，乙亥年二之气，生日运气结构如右图。

乙亥	二之气
司天	厥阴风木
客气	太阳寒水
中运	金运不及
主气	少阴君火
在泉	少阳相火

病因分析：乙亥年二之气，中运金运不及，故先天肺阴、肺气均不足，客气为太阳寒水，故肩背膀胱经又为寒气所束，故自小气短，胸闷，善太息。肺气、肺阴不足，主气在泉又为火，故心火旺，手足四季温热。司天厥阴风木，肝气有些旺，在泉少阳相火，会导致一定程度的肾阴虚。最近胸闷隐痛是由于 2018 戊戌年二之气客气及司天金水压迫木火，导致心肝火郁在前胸所致，左侧为主是表征体内木火旺盛，夜间明显是由于肺阴肾阴虚损所致。

调治思路：解外寒凉郁迫，升散肝气之郁，缓降心火，补足肺阴肾阴。

火过旺所致常年口腔溃疡

2018 年 2 月 4 日，一男子自述常年口腔溃疡，已经有几年的历史，反复发作。来我处时口腔溃疡严重。1978 年 12 月 27 日生。

该男子 1978 年 12 月 27 日生，乃戊午年终之气，生日运气结构如右图。

戊午	终之气
司天	少阴君火
客气	阳明燥金
中运	火运太过
主气	太阳寒水
在泉	阳明燥金

病因分析：戊午年，中运火运太过，司天少阴君火，为太一天符之年，火势旺盛。这个年龄的男士，多处在为事业奋斗的阶段，有此火旺体质，加之工作劳累，故常引发口腔溃疡。

调治思路：该男子戊午年终之气生，肾阴一般还不至太虚，故不需滋补肾阴，主要清降心火，因常年口腔溃疡，胃阴必虚，故需补胃阴，同时补脾胃防止寒凉药伤脾胃。

人老一身病（一）

2018 年 2 月 18 日，一老年人来我处。男，1952 年 7 月 24 日生。症状描述如下：身体乏力，经常头晕、头涨，肺上有大疱，颈部感觉僵硬，夜间胸部会胀痛，平时一直有胃炎，手经常会抽搐，夜里容易醒，肝硬化，脾肿大，舌苔黄厚腻。

该老人 1952 年 7 月 24 日生，乃壬辰年四之气，生日运气结构如右图。

壬辰	四之气
司天	太阳寒水
客气	厥阴风木
中运	木运太过
主气	太阴湿土
在泉	太阴湿土

病因分析：老人壬辰年四之气，大暑节气生。中运木运太过，客气厥阴风木，故肝胆气很旺盛。大暑节气，

是一年中最热最湿的时段，主气与在泉又为太阴湿土，火气也旺，湿气也重。但司天为太阳寒水，头肩背体表均有寒气束缚。内里木火过盛上冲，但外有寒气束缚，木火不得顺利宣散，故经常头晕、头涨。木火郁迫在肺，火气灼烧肺藏，木火气郁在肺疱内而膨胀，造成肺大疱。内木火在胸腔里郁迫，身体湿气重，下焦肾阴也虚损，中焦湿重而堵塞，下焦水也难以顺利上升上济心肺，致使心肺也阴虚，故在夜间阳气入里，阴不能和阳，从而导致夜间胸部胀痛，夜间易醒。肝胆气旺盛加之火旺湿重，肝胆气疏泄不畅，肝胆气旺且郁而耗损肝阴，故有肝硬化；肝胆气旺且郁克制脾胃，加之火旺湿重，故有脾肿大、胃炎；内肝胆气旺盛且郁，脾胃湿重，胃里湿热，"食气入胃"，胃不能顺利"散精于肝"，肝无充足食气精微"淫气于筋"，加之胳膊寒湿侵入，经筋肌肉不畅通，故手经常抽搐。内湿热严重，故舌苔黄厚腻。脾胃湿热，脾气不能顺利为胃行气于三阴三阳经，木火旺盛而克肺，耗损肺气，脾胃气不能顺利上升以生心肺之气，全身体表又有湿寒，故经常会乏力。

如上所述，这位老年人，身体问题非常多，并且很多症状都是比较严重的，若是不运用五运六气进行分析，凭脉象舌诊等传统诊断手段都难以把这些复杂的问题分析清楚。

像这一类人年龄又大了，身体各方面功能都下降了，又有如此多且复杂的问题，又是严重五行失衡的体质，单纯用药很难解决。只有内服中药，外疏通经络经筋肌肉，内调外调相互配合，并且经过常年调理，才会有良好的效果。

调治思路如下。

外调：全身经络经筋肌肉都堵塞，逐步疏通身体所有的部位，使气血得以畅通。每周一次，一次疏通身体一部分，从堵塞最严重的部分开始。

用药思路：柔肝、滋肝阴、祛肝火，祛心火，引木火下降，滋胃阴、补脾胃之气、祛脾胃湿热，滋肺阴，滋肾阴，散外寒，解气郁。

人老一身病（二）

2018 年 3 月 4 日，上面老人的妻子也来调理。1955 年 8 月 27 日生。症状：腰部八髎穴部位发酸，小便常隐血，大便常不成形，胃胀，经常嗳气，臀部感觉凉，肛门胀，腿脚无力，关节有点发热。

其 1955 年 8 月 27 日生，乙未年四之气，生日时运气结构如右图。

乙未	四之气
司天	太阴湿土
客气	少阳相火
中运	金运不及
主气	太阴湿土
在泉	太阳寒水

病因分析：其于乙未年四之气，处暑节气生。司天太阴湿土，主气太阴湿土，客气少阳相火，身体的湿热比较重。在泉太阳寒水，身体寒气也较重，以下部为主。患者没有出现肺藏受损的症状，故不考虑中运金运不及的影响。湿气过重伤脾，故大便常不成形。脾胃湿热，外有寒凉，脾胃气运行不畅，故经常嗳气。脾胃湿热，脾不能顺利为胃行气于三阴三阳，故腿脚无力。下部体表寒凉侵入，故臀部感觉凉。内里湿热走下焦，且外受寒凉束缚，故肛门胀，关节有点发热。外部寒凉侵入腰部，加之胆经不通，故腰部八髎穴部位发酸。胆遇外寒、遇拂逆之事均会郁塞不通，而胆经不通，常会引发腰部八髎穴部位疼痛，此点一般中医书籍均未提到过，故稍加解释。

调治思路如下。

外调：患者腹部、腰部、臀部、腿外侧堵塞严重，故以疏通这几个部位为主。每周一次。特别是腰部八髎穴部位发酸、臀凉，用外调疏通办法解决速度最快。

用药：健脾以祛湿，使脾能为胃行气于三阴三阳，祛湿热为主。

五、运用五运六气诊断、指导疾病治疗与组方特点分析

为使读者能更清楚地理解五运六气诊断与指导疾病治疗的思路，下面再加以补充阐述。

（一）运用五运六气诊断方法特点分析

运用五运六气诊断治疗疾病，首先应根据患者生日时的五运六气结构运用阴阳五行象化思维分析患者的先天阴阳五行存在的偏颇和失衡，即患者的先天体质，结合时下运气结构，甚至发病前一段时间甚或两三年或更长时间内的运气结构，判断后天运气变化施加在患者的先天体质上产生怎样的复杂变化，同时结合患者的疾病症状，判定出患者疾病产生的原因。一般来讲，通过分析先天体质以及发病时及发病前一段时间内的运气情况，大都可以清晰判定出患者疾病的成因。

人后天出现的疾病，除了一些食物中毒、外伤、特定工作伤害、特定心理、精神疾病等除外，大都与先天体质相关，甚至是由先天体质决定的，故推断患者的先天体质至关重要。

引起人发病的成因有很多种，比如生活习惯、情绪、工作压力、平时饮食、人际关系等，这些都会造成人发病。为什么通过生日推断先天体质如此重要？这

是由于人后天的生活习惯、情绪等诸多因素，如果没有调整到良好的状态，只会加重人的先天体质的不平衡，极少会使得人的体质得以根本性改变。故运用生日诊断先天体质及结合后天运气的影响诊断疾病极为准确，不符合这个规律的是极少数，极不常见的。

运用阴阳五行象化思维诊断疾病的辨证方法，可以说开创了中医新的辨证方法。传统的中医辨证方法包括六经辨证、藏腑辨证、八纲辨证、三焦辨证、营卫辨证等，而阴阳五行象化辨证不同于历史上任何一种辨证方法，是以患者生日时五运六气、发病时五运六气，甚至患者整个生命历程中的五运六气以及患者的疾病症状呈现的复杂的象来辨证的，可以说最为接近疾病形成的根本原因，故准确率非常高。当然，在阴阳五行象化辨证中融合了其他辨证方法。

运用五运六气诊断疾病，有一个非常大的优势，就是并不依赖传统的望、闻、问、切四诊。传统中医诊断对脉诊的依赖性很大，甚至不切脉就难以确诊疾病状态。脉诊能把握患者当时的身体状态，并不能解释患者的疾病成因。把脉得到了脉象，仍需要医师根据医理判定疾病的确切成因。如果医师在医理上判断正确了，大多能开出正确的药方，容易见效；如果医理判断错了，开出的药方也就错了，自然就不容易见效。现实中的确也有许多中医把脉非常准确，能把患者体内哪里生肿瘤都能说清楚，但开出的药方有时很有效，有时效用有限甚至也常无效。这即是由于把脉得到的是身体内的疾病状态，但这个疾病状态是如何形成的，并不能通过脉象直接知道，是否能判定准确疾病的成因就需要医师的功底了。如同前文介绍的十年耳痛的例子，患者来此治疗前就没有遇到在医理上判定正确的医师。

运用运气诊断疾病，是从疾病形成的源头上来判定疾病，是非常容易确诊的，会把非常多的复杂的疑难杂症成因分析得非常清楚，能确定是什么原因导致的疾病，而不是模棱两可的说法。运用五运六气诊断方法确诊了疾病成因，再对因治疗自然就容易见效，并且医师可以预见到治疗效果，做到心中有数。

当然，越是复杂严重的疾病，需要患者的信息越多，手相诊断、传统四诊以及西医检测报告、患者日常的生活、饮食喜怒等，均可结合运气共同完成更为全面确切的诊断。运用运气诊断，也并不忽略传统四诊及其他诊断方法的价值。

（二）运用五运六气指导疾病治疗简介

运用五运六气诊断疾病，可判定出患者先天体质，以及后天运气如何施加在先天体质下造成患者进一步阴阳五行偏颇和失衡以及身体气化流通不畅。治疗则以恢复患者的阴阳五行平衡以及气血顺畅流通为目的。在选用治疗方法时，可以通过外调疏通经络以及内调用药相结合的方法以调整人体的阴阳五行平衡，这样往往见效迅速。

用药内调虽然也可疏通人体的经络气血运行的通道，但当人体肌肉经筋等处于严重板结的状态时，用药就见效慢，甚至不起作用了。这就如同田地已经完全板结了，灌溉很难短时间内渗透进去，若通过外调的方法疏通经络经筋，相当于对板结的田地进行耕耘，把人体肌肉经筋松开了，再用药补气血、调平衡，药力就容易渗透进去，就能更好地发挥作用。

有些风寒凉湿导致的疾病，外调见效速度快，常常立竿见影。如前文腹部堵塞的例子，一次疏通即会有非常好的效果。再如腕管综合征、强直性脊柱炎、坐骨神经痛、网球肘等所谓的世界性慢性疑难疾病，若用外调松筋的方法调治，很快即见效，治愈并不难。若不用外调方法，仅用药治疗，的确很难治愈。

每一种治疗方法都有其优势，治疗疾病不能单纯依靠用药。《素问·异法方宜论篇第十二》中讲砭、针、灸、药、导引按蹻，"圣人杂合以治，各得其所宜，故治所以异而病皆愈者，得病之情，知治之大体也"。治病当依疾病成因、患者状况采用适合的治疗方法组合，如此才能取得良好的疗效。

（三）运用五运六气指导组方用药特点简介

运用五运六气指导组方，是针对患者阴阳五行偏颇和失衡的状态用药，从而使患者恢复阴阳五行平衡，达到治病的目的。组方治疗，着重调整患者的先天体质以及解除后天运气施加的影响，并不是单纯以消除患者目前的疾病症状为目的。这种治疗方法根本而彻底，治疗时不仅可治疗患者目前的疾病，而且可同时治疗患者将来要发作的疾病的隐患，并且依此组方治疗，一般没有副作用。

这与现在中医师一般的组方方法，以及历史上任何古方的组方方法，包括《伤寒论》中方剂的组方方法都不同。

可能有人会觉得，西医是治标的，中医是治本的，其实一般情况下，中医也是治标的。我们现行组方用药，大都是看疾病症状，根据疾病症状判定成因，对症用药，往往仍是以消除症状为目标。当然，高明的医师，则能真正针对疾病的成因用药。针对先天体质用药在历史上极不常见。

因为疾病的形成肇始于先天体质，故组方治病应当调整患者的先天体质，同时针对后天致病的运气情况或其他原因而用药。对于常年发作且复杂的疾病，若不改善患者先天体质，仅对其疾病症状进行治疗，往往症状消除了以后疾病又非常容易反复发作。

依据五运六气指导用药，是看改善患者先天体质需要用哪些药，解除患者疾病成因需要用哪些药，完全以调整患者阴阳五行平衡为目的进行组方用药，以《内经》的用药原则为指导。这种组方用药方式也是运用阴阳五行象化思维模式来完成的。

运用患者生日诊断先天体质，根据五运六气诊断疾病以及指导治疗疾病，是完全不同于传统的诊断方法，不同于传统的辨证方法，也不同于传统的治疗组方思路，极具开创性。

现在国家提倡用"互联网＋"的模式来发展中医，传统四诊比较依赖于见面诊断，较难进行网络诊断，而运用五运六气诊断不依赖面诊、脉诊，最适宜于互联网的方式。

现在有各种检测人体指征的高科技仪器以及人工智能等可用来帮助诊断疾病，虽然这些高科技手段能够获得人体非常多而详细的指标，但并不能分析出这些指标的形成原因，而运用五运六气诊断方法可以迅速诊断出疾病成因，并为疾病治疗提供指导。

六、五运六气诊断与指导疾病治疗的运用层次

中医的运用有四个层次。

一是治疗各类疾病。这是中医最基本的运用。

二是"治未病"，预防疾病发生，特别是预防特定体质高危疾病的发生。

三是调整人体先天体质的偏颇和失衡，从而维持机体的阴阳五行平衡，使人恢复和维持较年轻的状态。

四是提升现有生命层次，达到更高生命层次。

关于中医第一个层次的运用，前文已较多介绍了运用五运六气诊断和指导疾病的价值。

运用五运六气可判定人特定的先天体质，也可判定出特定的体质将来易发的疾病，甚至是高危性疾病，可以提前在没有任何征兆的时候或者已经出现一些征兆还没引发高危疾病的时候即开始治疗，使未来高危疾病少发生甚至不发生，真

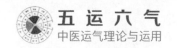

正做到"治未病"。

比如 1962 年出生的人，1972 年出生的人，1982 年 9 月 24 日至 11 月 22 日出生的人，属蛇的 2 月 4 日至 3 月 21 日出生的人，属猪的 2 月 4 日至 3 月 21 日出生的人，易发胃、胰腺、食管等脾胃系疾病，先期是以腹胀、常年打嗝等为征兆。

再比如，1983 年出生的人普遍容易心火旺，同时心气又不足。这好像是很矛盾的现象，但的确在一个人身上会同时体现。具体症状如某时间段心跳加快但又会有心藏间歇性停跳。以后遇到寒气非常重的年份或时段，或者由热突然转寒的时段，比如末尾数字为 6 的年份，或龙年、狗年，或兔年、鸡年的 7 月 23 日至 9 月 23 日之间，即容易产生心藏突然跳得很快，而后心藏骤停，从而产生性命危险。如 2016 年丙申年中运水运太过、2017 年丁酉年四之气客气太阳寒水的时段，我所知就有好几位 1983 年出生的人突发心藏停跳而过世，其中也有中医师。

像这类先天体质导致的易发作的高危疾病，如果懂得保养调摄，做到提前治疗，是可以避免的。

人先天体质的阴阳五行偏颇和失衡，出生后即可以进行调整。越是先天阴阳五行偏颇和失衡严重的，越会在年龄非常小的时候即体现出各类疾病。这类人只有长期调整身体体质，才能完全恢复健康。先天阴阳五行偏颇和失衡严重，后天调整均需要费时很久，经年累月调整才能达到理想的效果。因改变一个人的先天体质，就如同改变一个人的秉性一样难。但经过经年累月的调养，确实可以使先天的阴阳五行的偏颇和失衡达到平衡顺畅的状态。人体的阴阳五行若平衡顺畅，人不仅无病，且可以维持年轻的状态。即便是四五十岁，仍可以在运气指导下通过后天调养恢复身体的阴阳五行平衡顺畅，从而维持身体的年轻状态。不过这个调整历程需要的时间更久，要常年的内外调理以及心境修养提升、运动锻炼等结合方可。虽然历时长，达到并不容易，但确实是可以做到的。

对于运气诊断治疗在中医第四个层次的运用，涉及更为深入的生命科学，本文不再论述。

五运六气运用前景广阔，不仅可以用于诊病治病，并可预测各种极端气候的变化，提前做出预防，防止极端气候变化给人类生命财产造成损失。五运六气可以运用在国计民生的各个领域。

五运六气运用必将使中医再次绽放璀璨夺目的光芒，为人类解除疾病、通往健康架设一条光明的大道，为人类预测预防大的气候灾难以保障民生做出卓越贡献！